自己治癒力を
目覚めさせる
土肥メソッド

土肥雪彦
Dohi Kiyohiko

南々社

自己治癒力を
目覚めさせる
土肥メソッド

はじめに

医療現場の最前線を走り続けてきた 外科医の私が実践する自己治癒力の増強法

私はこれまで半世紀以上、透析《とうせき》や腎《じん》移植・肝移植、消化器を専門とする外科医として医療現場に身を置いてきました。広島大学医学部を卒業後、脳外科に進みましたが、事情あって一般外科へ移ることになり、外科の先輩であかね会土谷総合病院院長・土谷太郎先生のご支援で米国に留学。ワシントン州立大学では世界で初めて慢性血液透析に成功した人工透析療法の第一人者ベルディング・スクリブナー先生を紹介していただきました。おかげで骨髄《こつずい》移植の父エドワード・トーマス先生（後のノーベル生理学・医学賞受賞者）、肝移植のトーマス・スターツル先生との出会いもあって、移植免疫学《めんえきがく》や腎・肝移植も学び、コロラド大学デンバー校では世界初の肝移植成功例にも遭遇できました。

透析療法、腎・肝移植、免疫抑制法などを学んで帰国し、土谷病院での透析センター設立に参画した後、広島大学病院に帰り、臓器不全医療を担当し、中四国初の生体腎《せいたい》移植成功例や日本初のABO不適合・成人生体右葉肝移植などを手がけることもできました。

長年、手術を中心とした医療の現場に携わってきた私は、他のほとんどの医師と同じく、いつしか「自分が病気を治す、治した」と思い込むようになっていました。ですが、医師の本来の役割は、体調不良を訴える患者さんの検査を行い、病気とわかれば治療をし、さらに病気の予防や心のケアにも尽力することなのです。

治療後に「癒し、治す」のは、**患者さんご自身の「自己治癒力」**にほかなりません。

このことに気づかせてくれたのは、今は亡き妻です。私が広島大学を退官する年、胃がん手術後7年目を迎えた妻は、がん再発・遠隔転移により食事も摂れなくなってしまいました。抗がん剤、放射線、免疫細胞療法も試みましたが効果が得られず、麻薬で痛みは取れても心身の苦悩で眠れない日々に、私はお手上げで、なす術がありませんでした。

ところが、見かねた娘たちが独学でアロマセラピーを使い、腹部や胸部のツボを温めたり、オイルマッサージをしたりするなどの手当てをしてくれました。

大学病院の外科治療現場では、ほとんど代替療法を使う機会がなく、関心もなかったのですが、**そんな簡単なことで妻の心身の苦悩が和らぎ、深く癒されている**のが見て取れ、驚きと強い感銘を受けました。

この経験が機となり、数多くの補完代替療法の中から本当に患者さんの苦悩を和らげ、癒すことができる有用な方法を見出し学び、実際に役立てたいと考えたのです。そこで、優れた先達の方々の門を叩き、**「自己治癒力」を目覚めさせる方法**について学んだことを自身で何度も試し、それまでの医師としての知識と経験にこれらを加味して、病気をどう捉え、どのような技法を使って対応するのが良いのか、大分把握できたように思います。

現在は、広島県廿日市市にある阿品土谷病院のセカンドオピニオン・医療相談外来、もの忘れ相談外来で、「良い医師の見つけ方、かかり方」、そして希望される方には**「自己治癒力増強法」「セルフケア・セルフヒーリング～自己治癒法」**などの考え方や手法についても、詳しくお伝えしています。**「セカンドオピニオン・医療相談外来」**についてホームページで紹介しており、遠隔地から受診される方も多いです。

本書の『自己治癒力を目覚めさせる 土肥メソッド』は入門書として、それらをわかりやすくコンパクトにまとめたもので、病気や体調不良で悩んでおられる方々はもちろん、元気な方にも必ず役立つと思います。

本書により、まず医師と上手に付き合い活用すること、そして「自己治癒力」とは何かを知っていただき、**「食」や「息」「心」と「体」をととのえて「自己治癒力」を目覚めさせ、高めて活用し、健やかで幸せな生活**を送ってくださることを願ってやみません。

長寿科学も進歩、人生１２０年時代も夢でないとかいわれています。百寿はそう珍しくなくなりました。楽しく健康長寿、皇寿（１１１歳）をめざして、がんばりましょう。

発刊によせて

土肥先生に出会えた幸運に感謝

ナスリーン・アジミさん
(Nassrine Azimi)
国連訓練調査研究所(ユニタール)広島事務所 元所長。「グリーン・レガシー・ヒロシマ・イニシアティブ」共同創立者・コーディネーター

土肥先生と初めてお会いしたのは、2009年、乳がんの在来治療(外科手術、化学療法、放射線療法)を終了する間際でした。定期的な治療の一環として、カリフォルニアで化学療法を受けている間、幸運にも、鍼灸《しんきゅう》やレイキ、マッサージを含む代替療法を並行して受けることができました。

日本に帰国後、代替療法を取り入れながら私の健康状態を診てくださる先生を、元広島大学学長の浅原利正先生から紹介していただきました。以来、土肥先生は、私の主治医、そして人生の師となりました。一言で申し上げると、土肥先生の治療の本質は、ボディ、マインド、スピリットの融合といえます。さらに深い意味では、患者をあらゆる面から力づけるための試みなのです。

すべての患者には自己治癒力が備わっている――。土肥先生はそう信じていらっしゃい

ます。外科医である先生は、一般的な医学の価値を否定することはありません。しかし、彼の医学に対するビジョンや理解は、標準的なアプローチよりも広くて深いものです。脳科学や理学療法、自然療法といった分野における最新の知見に興味をお持ちです。そして、その関心を周囲に広めていく力もお持ちなのです。

土肥先生はおっしゃいます。「実に広範な可能性があるのです。だったら、全部使ってみましょう」。先生とともに、アロマセラピー、フラワーセラピー、ミネラルセラピー、エネルギーセラピーといった方法を探ってみました。ヨガ、アレクサンダー・テクニック、フェルデンクライス・メソッド、タッピング、指圧療法、レイキ、経絡、チャクラ、栄養指導、漢方なども検討しました。

土肥先生の治療は通常、患者の体を軸にしています。「体を大切にすれば、心も元気になる。心を大切にすれば、体も元気になる」が先生のモットーです。体のさまざまな部分、特に痛みを感じる部分をケアすることで、患者が痛みの症状ではなく原因に意識を向け、対処できるよう、指導されています。

心をコントロールするよりも体をコントロールするほうが、はるかに簡単であると考え、呼吸を大切にされています。体にポジティブな意識をおけば、心の状態も良くなるのです。

土肥先生が私の人生にもたらした影響は、言葉で表し難いものです。患者として、そして1人の人間として、先生の広い知識と深い思いやりから多くのことを得ました。（疑い深く、行儀の悪い私のような人に対しても！）まれに見る寛容さと、偏見のない心をお持ちです。先生のような見識のあるお医者さんに、もう30年早く出会っていたら、もっと健康で賢く生きられただろうと悔やまれます。

「感謝」という黄金律を患者に思い出させてくれます。今、私たちが持っているものや、体が毎日こなしてくれる仕事に対する感謝です。やっと気づけたことですが、こんなに素晴らしい師であり医師である先生と出会えた幸運に、心から感謝します。

病や健康に対する理解を深めることができました。自分の短所を受け入れ、長所を信頼できるようになりました。今後も、先生の教えをしっかりと取り入れ、学びと回復を続けていきます。そして、土肥先生がされてきたように、偉大な贈り物である生命の奇跡に、敬意を送り続けていくつもりです。

もくじ

自己治癒力を目覚めさせる 土肥メソッド

第1部

自己治癒力をアップして活用する

第1章

病気（体調不良）を防ぐポイント

1 命を縮める慢性炎症
――鼻炎や歯周病、アトピー性皮膚炎などにも要注意！

体は、ウイルスや細菌、カビ、異物が入ると、免疫《めんえき》システムが働いて急性炎症を起こし活性酸素も活用しながら排除し、治癒すると炎症は消えていきます。ところが、持続するストレスや不適切な食、睡眠など、生活習慣や環境汚染物質などのためか、軽い鼻炎や歯周病、食品アレルギーや喘息《ぜんそく》、アトピー性皮膚炎などを長引かせる方や自己免疫疾患*の方も増加しています。

高感度ＣＲＰ検査*で検出できるような軽い慢性炎症でも、不適切な生活習慣を長く続けていると、過酸化脂質*が増加し、組織や臓器の障害を引き起こします。こうした酸化と慢性炎症が続くと、**糖尿病、動脈硬化、がん、アルツハイマーなど、さまざまな病気の発症につながっていく**ので要注意です。

自分でできる予防策として、次のことを心がけることが大切です。

1　ストレス軽減のために自律神経の強化とバランス調整をする

2　炎症を和らげるために抗酸化《こうさんか》・抗炎症物質の多いアボカドやブロッコリー、トマト、ニンジンなどの緑黄色野菜、オメガ3脂肪酸の多い青魚やクルミ、亜麻仁油《あまにゆ》などを摂取する

3　無理のない運動と休息、良質な睡眠をとる

＊**自己免疫疾患**／本来、免疫系は体内に入ってきた異物を認識・排除するための役割を持つが、何らかの原因により、自身の細胞やタンパク質を異物と認識して攻撃してしまうことで症状を起こす疾患。主な疾患に全身性エリテマトーデス、関節リウマチ、膠原病、潰瘍性大腸炎、多発性硬化症などがある。

＊**高感度CRP検査**／体内で炎症が起きているときに、血液中で上昇するタンパク質を測定する検査。

＊**過酸化脂質**／コレステロールや中性脂肪などの脂質が、活性酸素によって酸化されたもの。がんや老化・動脈硬化などを引き起こす有害な物質。

2 認知症は予防できる!?

認知症は、誰もがかかる可能性のある病気です。65歳未満の方が発症する若年性《じゃくねんせい》認知症も増えています。認知症で最も多いのがアルツハイマー型ですが、未だに根治法《こんちほう》はないと思っている人が多いのは残念です。

最近、病状を悪化させる原因を遺伝子情報も含め、網羅的に調べることが可能となり、この病気には、生活環境や生活習慣に関連する30を超える悪化因子が、関係していることが判明しています。すべてに対処していくことは専門家にとっても難題ですが、基本的な予防法としては、次のことが大切です。

1 慢性炎症の制御

2 不足しがちなミネラルやビタミン類、タンパク質、脂肪酸などの栄養素をバランスよくしっかり摂取する

3 体内に入ってくる農薬や食品添加物、アルミニウムや水銀、鉛、銅などの毒物を取らないよう用心し、呼吸、発汗、排尿、排便を利用し排除する。歯の治療でアマルガム充填《じゅうてん》を受けた人は除去する、など

4 質の良い睡眠を8時間くらいとる

5 ストレスを減らす

6 ハミングや軽い散歩、マッサージなどと運動を組み合わせて毎日心身に軽い刺激を与える

鼻炎や花粉症、歯周病、喘息《ぜんそく》、カビ感染などの疾患を持っていると、体の中は低レベルの炎症が慢性的に続く状態となっています。こうした慢性炎症は認知機能の低下につながりますので、治療改善することが大切です。

トランス脂肪酸を含むマーガリンやショートニングは摂らないようにし、炎症や酸化を抑制する作用のあるオメガ3系の脂肪酸を摂ることをおすすめします。これらは、**青魚、エゴマ油、亜麻仁油《あまにゆ》、クルミ**などに含まれますが、食品から摂りにくい場合は、**DHAやEPAのサプリ**などを利用する方法もあります。

さらに分子栄養療法（オーソモレキュラー医学）も活用し、脂肪酸のほか、神経再生や神経伝達物質*生成に関与するB1、B2、B3（ナイアシン）、B6、葉酸、B12などのビタミンB群やA、D3、E、コリン、アミノ酸、タンパク質などの栄養素をバランスよくしっかり摂取する。そして早寝・早起きのリズムを作って軽い運動の習慣化、良質な睡眠をとることは、傷んだ神経細胞やネットワークの再構築にとても重要です。

オメガ3脂肪酸を含む食品

- 青魚
- エゴマ油
- 亜麻仁油
- クルミ

分子栄養療法（オーソモレキュラー医学）とは

ビタミンやミネラルなどの栄養素を正しく取り入れ、病気の予防や治療を行う医療です。この分野で高名なエイブラム・ホッファー先生は、十分量の栄養素を摂ることで多くの疾患予防になるとして、以下のような１日必要量（成人）を推奨しています。

体調や疾患に合わせて、この数倍量が投与されることも多いので、メガビタミン療法とも呼ばれています。

これぐらいの量でも認知症の予防・悪化防止や新型コロナ感染予防につながります。

１日に必要な栄養素の量（成人）

1　チアミン（ビタミンB1）－25mg
2　リボフラビンB2-25mg
3　ナイアシンアミド（ビタミンB3）-300mg
4　ピリドキシン（ビタミンB6）-25mg
5　葉酸-2000mcg
6　コバラミン（ビタミンB12）-500mcg
7　ビタミンC-2000mg
8　ビタミンD3-1500IU
9　ビタミンE（天然トコフェロール含有）-200IU
10　亜鉛-25mg
11　マグネシウム-500mg
12　セレン-200mcg
13　クロム-200mcg

＊**神経伝達物質**／神経細胞間で、情報を伝達するための化学物質で「脳内ホルモン」と呼ばれることもある。ノルアドレナリン、アセチルコリン、アドレナリンなど多数。

また、糖質過多の食品ばかり摂っていると糖尿病につながり、インスリンの働きは低下し、脳内に蓄積する認知症の発症に大きくかかわっているアミロイドなどの除去能も下がります。甘いものの食べ過ぎは禁物、抗酸《こうさん》化物質《かぶっしつ》や食物繊維の多い野菜、果物、ナッツ類などを上手に摂取すること。そして腸内細菌をととのえることも大切です。

元気な方は時々、**プチ断食《だんじき》も活用**するとオートファジーといって細胞内の不要なモノを除去して、再利用する仕組みが作動し、認知症原因物質を減らしてくれるかもしれません。私は時折、試みていますが、体調も良く、認知症の進行が抑制できそうです。

瓶・缶、調理器具、食品には、毒性のあるもの（アルミニウム、水銀、農薬、食品添加物など）が含まれていますので、それらを排出させるため、毒物吸着性のある食物繊維の多いものや解毒《げどく》作用のある食品**（コンニャク、おから、玄米、納豆、ブロッコリー、ニンニク、ショウガ、ワサビなど）**を摂ることもおすすめします。

解毒作用のある食品

- コンニャク
- おから、玄米
- 納豆
- ブロッコリー
- ニンニク
- ショウガ
- ワサビ　など

強烈なショック、長引くストレスも認知症の遠因となります。記憶の中枢にある神経細胞はストレスに弱く減少していきますので、ストレス対策は重要です。

3 3つの生命維持システムを活用し、自己治癒力アップ

人は日々、スイッチを入れたり切ったりしなくても、ちゃんと生きていけるのはなぜか――これを知るだけでも、自己治癒力を目覚めさせ、健康を維持したり病気を癒したりすることにつながります。

人の体は約40兆個の細胞で作られています。日々、損傷や劣化していくそれらの細胞を1日に数千億個も取り替える、あるいは、膨大な生体《せいたい》情報をうまく制御分担させ、組織や臓器を動かして、生きるための生体機能を一定の状態に保っていることを、生体恒常性（ホメオスタシス）といいます。

３つの生命維持システム

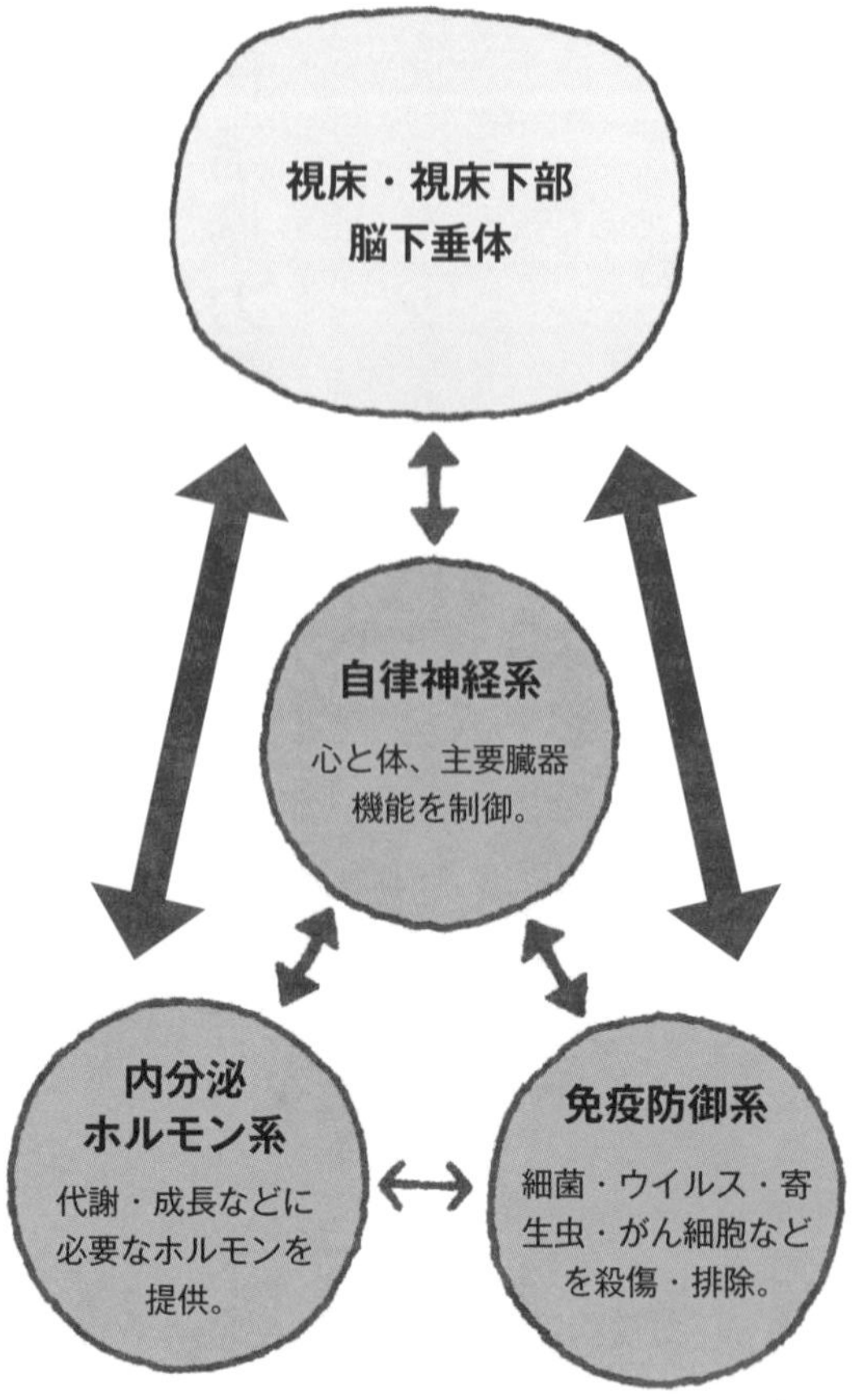

命を維持するためのホメオスタシスには、多くの生命維持システムが働いています。脳神経系はもちろん、心血管系、肺呼吸器系などは24時間稼働し続けて、命の維持に貢献しているといえますし、その他のすべての臓器、組織、細胞などもかかわっているのですが、その中でも最も広範に重要な役割を果たしているのが、**「免疫《めんえき》防御系」「内分泌《ないぶんぴ》ホルモン系」「自律神経系」**の3つです。

免疫防御系・内分泌ホルモン系・自律神経系の3つのシステムは連携し、情報をフィードバックしながら、円滑に作動するようになっています。少し強引ですが、**自律神経系が原動力となり、免疫防御系や内分泌ホルモン系と連携・協力しながら、生命を維持していっている**ともいえます。

膨大な生体情報は、大脳や間脳などに集まって処理され、指令は視床《ししょう》・視床下部《ししょうかぶ》から自律神経系に伝わります。自律神経系は交感神経、副交感神経の精緻《せいち》な回路を駆使して、一瞬のうちに体の隅々、全細胞の生体機能を制御していきます。免疫防御系、内分泌ホルモン系にも連携して強い影響力を持っており、免疫担当細胞の増減やホルモン分泌などの制御にもかかわっています。

自己治癒力を高めるためには、自律神経系、免疫防御系、内分泌ホルモン系の３つの生体維持システムをどう活用し円滑に動かせるかが、大きな課題になってきます。そして、最も大切なポイントは、**やはり要の自律神経系を強化し、バランス良く働かせることになりそうです。**

自律神経系が正常にバランス良く働くことで、健康増進につながる

◆心血管の働きが良くなる
◆胃腸の調子がととのう
◆筋力が高まる
◆体が温かくなる
◆免疫防御や内分泌ホルモンの機能もバランス良く高まる

◆免疫防御系

免疫は、体の外部から浸入した抗原《こうげん》（ウイルスや細菌、微生物など）に対して、免疫細胞などが、自分と自分でないものを識別して体を守る防御システムのことです。２つの仕組み「自然免疫」と「獲得免疫」があります。

このシステムには、皮膚、内腔《ないくう》臓器の粘膜や膨大な腸内細菌もかかわっていますが、〝スター〟は白血球です。

■自然免疫

人が生まれつき持っている防御システムです。外部から抗原が入ってくると、その抗原に対してすぐに対抗する抗体（自分を守るもの）を作って攻撃します。

先陣で反撃してくれる免疫細胞には、単球（樹枝状細胞*、マクロファージ*）、顆粒球（好中球*、好酸球*、好塩基球*）、ナチュラルキラー（ＮＫ）細胞*などがいます。

防御できないと発病することになります。

＊**樹枝状細胞**／外部からの侵入者の情報をリンパ球に伝える。

＊**マクロファージ**／細菌などの異物を捕らえて殺し、目印の主要組織抗原型が自分と違うと判断すると、ほかの免疫細胞（ヘルパーT細胞など）へ伝える。

＊**好中球、好酸球、好塩基球**／病原菌を飲み込み殺滅させる。

＊**ナチュラルキラー（ＮＫ）細胞**／体内を幅広く行動し、がん細胞やウイルス感染細胞などを排除する。

■獲得免疫

自然免疫でカバーしきれないときは、血液中に侵入した毒素分子や小さな病原体、細胞の中に入り込んだ病原体などを見つけ出して、排除してくれます。

また同じ種類の抗原が再び体内に入ってくると、すでに記憶されている免疫が反応し、すばやく対処します。このような経過は、メモリーT細胞に記憶されます。

T細胞*たちは、自己由来（自分自身のもの）か、あるいは外部由来（外部から侵入したもの）かを見分け、外部から侵入者の情報が来たらただちに攻撃破壊し、自己由来のものには攻撃しないよう、胸腺《きょうせん》で厳しく教育訓練されています。先陣のマクロファージから侵入者のサンプルが届き、目印の主要組織抗原型が自分と違うと判断すると、ただちに司令塔役のヘルパーT細胞が始動します。

そして、B細胞*に免疫グロブリン抗体を作らせ攻撃させますし、キラーT細胞も活性化させ、サイトカインやインターフェロンなどまで産生しながら連携して、細菌やウイルス、寄生虫など、外部からの侵入者を排除してくれます。

主な免疫細胞の種類

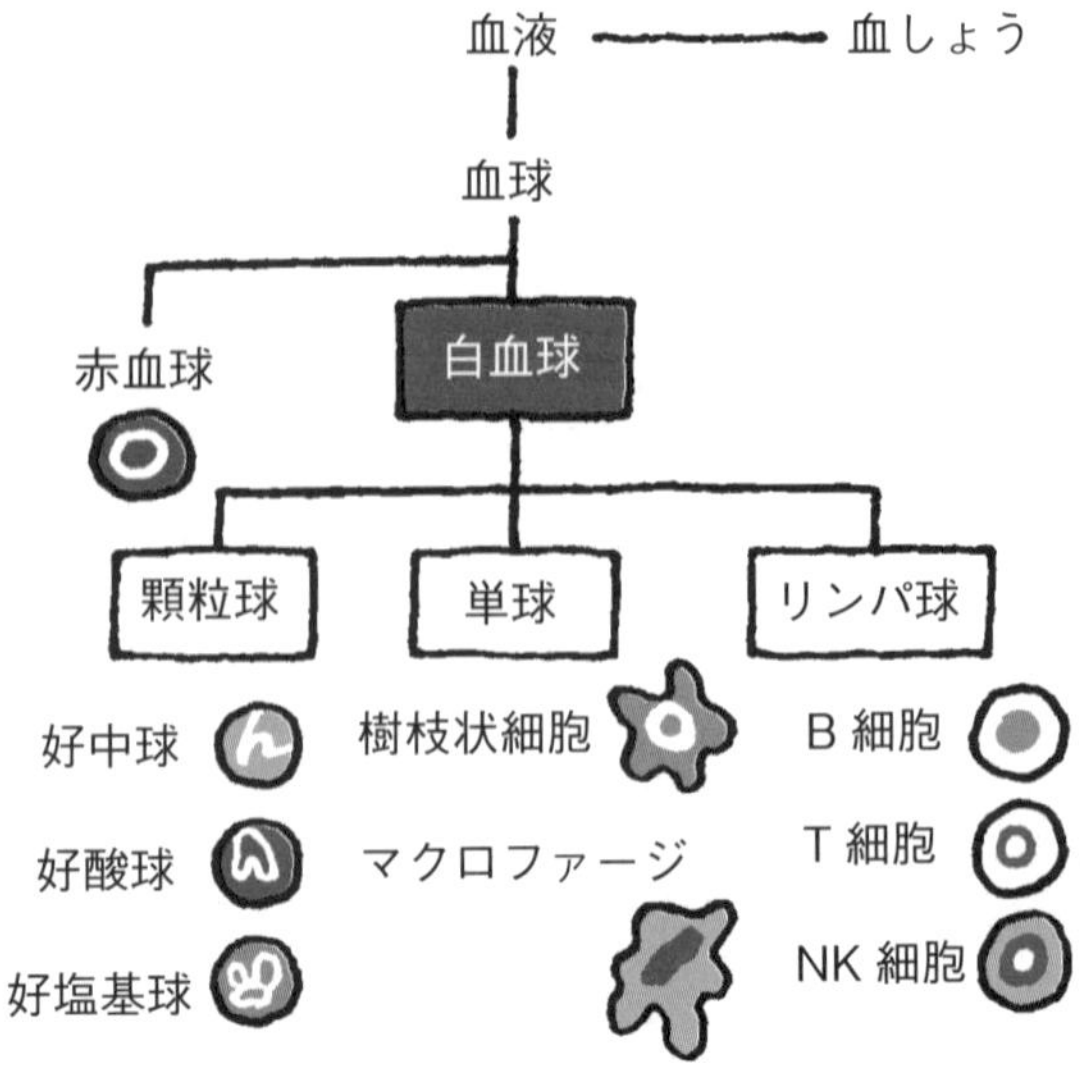
血液
血しょう
血球
赤血球
白血球
顆粒球
単球
リンパ球
好中球
好酸球
好塩基球
樹枝状細胞
マクロファージ
B 細胞
T 細胞
NK 細胞

　また、日々数千個も芽生えてくるがん細胞についても、表面のがん抗原を見つけて破壊し、大事に至らないように監視しています。

　そして敵が消滅すれば、やり過ぎて身内を攻撃しないようサプレッサー（制御性）T細胞が出動してブレーキをかけてくれるという、至《いた》れり尽《つ》くせりの防御サービス。私たちの守護神ともいえますね。

***T細胞**／マクロファージから得た情報をキラーT細胞に伝え、ウイルスに感染した細胞を探し破壊するように命令する。B細胞に抗体を作るよう指令を出したりするなど、免疫の司令塔の役割を果たす。

***B細胞**／T細胞から指令を受け、大量の抗体を作り、補体と協力してウイルスに感染した細胞を攻撃する。

自然免疫と獲得免疫の役割

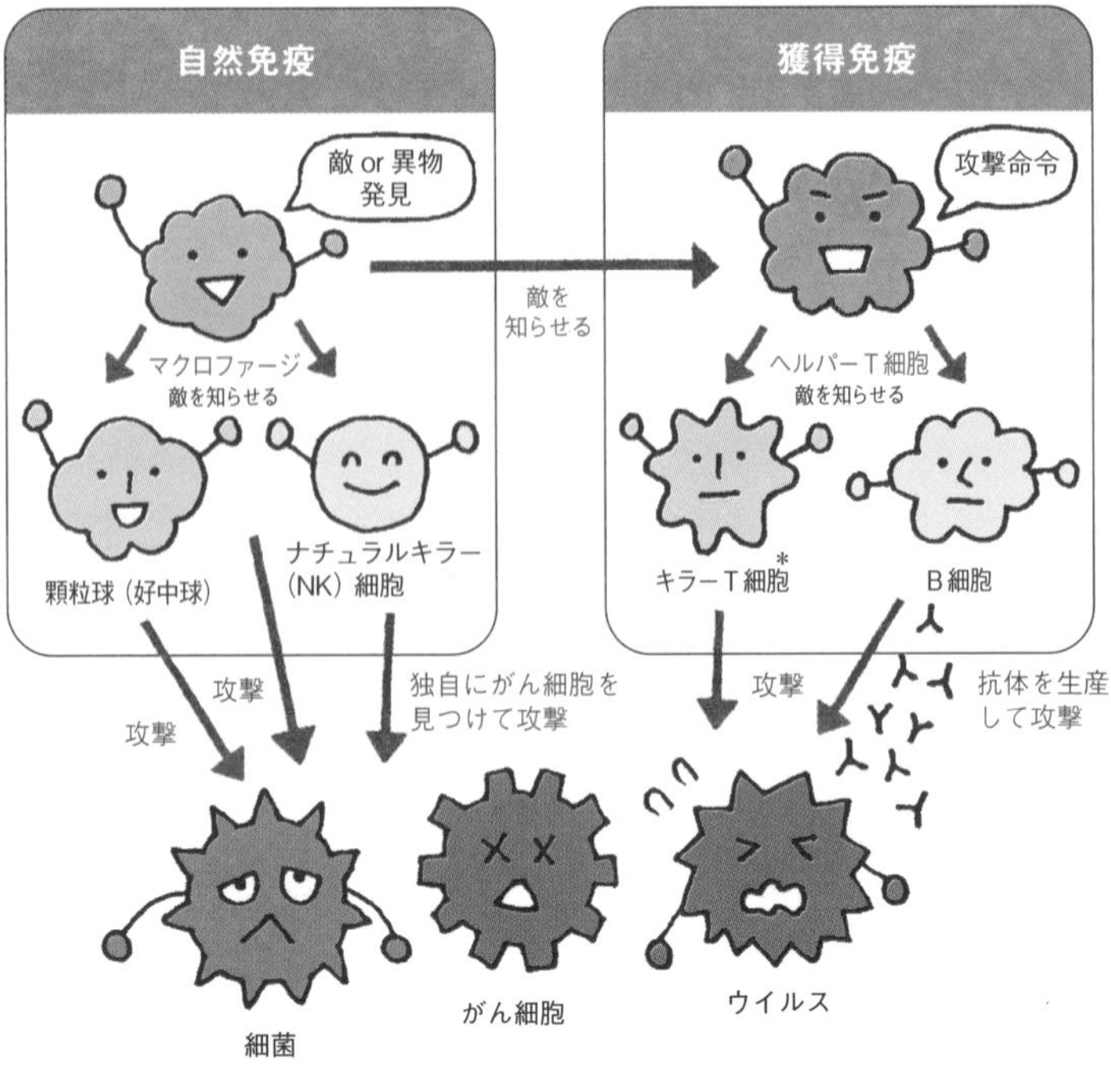

＊キラーＴ細胞の一部が生き残りメモリーＴ細胞として働く

◆内分泌ホルモン系

ホルモンは体のさまざまな働きを調節する生理活性物質です。このホルモンが多すぎたり、少なすぎたり、また作用の異常によって、さまざまな病気が起こります。

内分泌《ないぶんぴ》ホルモン系は、視床下部《ししょうかぶ》・脳下垂体《のうかすいたい》、松果体《しょうかたい》、甲状腺《こうじょうせん》・副甲状腺、副腎《ふくじん》、膵臓《すいぞう》、卵巣《らんそう》、精巣《せいそう》など多くの内分泌腺や内分泌細胞が協力して、代謝《たいしゃ》、発育と成長、体内環境の恒常性維持（ホメオスタシス）などに必要なホルモン約80種を提供し、命を支えています。

内分泌ホルモンは主として、血流内に分泌されて特定のホルモン受容体を持つ標的細胞や組織に届くと正確に作動し、効果は長く続きます。赤ん坊から魅力的な男女に成長し、結ばれて妊娠・出産する――。このような人の一生の折々にさまざまなホルモンがかかわり、人類の命の連鎖にも貢献しています。

司令塔役の視床下部と下垂体によって産生されるホルモンは、他の内分泌腺とほぼ全身の内部機能を制御しています。

■視床下部／下垂体前葉に刺激または抑制シグナルを送り、さまざまな身体・生命機能にかかわる下垂体前葉ホルモン群の放出を制御します。

■下垂体前葉／ここから産生されるホルモンは、ほぼ全身の発育・成長を制御しています。

【ヒト成長ホルモン】

骨格筋や骨、肝臓に到達して、全身の成長と発達を促します。

【甲状腺刺激ホルモン、副腎皮質刺激ホルモン】

甲状腺刺激ホルモンは甲状腺に、副腎皮質刺激ホルモンは副腎に届けられ、甲状腺ホルモンやステロイドホルモン・コーチゾールの分泌を促し、発育・成長の速度および体温調節、ストレス抵抗性の強化など重要機能が強化されます。

【卵胞刺激ホルモン、黄体形成ホルモン】

卵巣など性腺に作用し、卵胞の発育や女性ホルモン（卵胞ホルモン、黄体ホルモン）の分泌を促します。

【プロラクチン（乳汁《にゅうじゅう》分泌ホルモン）】

乳腺に働きかけて母乳の産生を促します。

■下垂体後葉／出産の誘導、水分量の調節の2つにかかわっています。下垂体後葉は、視床下部から2つのホルモン「出産に関係するオキシトシン」「水分をコントロールする抗利尿ホルモン」を受け取り貯蔵し、必要に応じて放出しているのです。

【オキシトシン】

妊娠から出産、養育に大切なホルモン。子宮の平滑筋《へいかつきん》が収縮し胎児《たいじ》出生を誘発してくれますし、産後経過を順調にしてくれます。母乳分泌を刺激し、母子間の結びつきを促進します。幸せホルモンと呼ばれるのも当然ですね。

【抗利尿ホルモン】

腎臓や血管、皮膚の汗腺などに作用し、過剰な水分喪失を抑え、水分バランスを保持してくれます。

内分泌ホルモンの仕組み

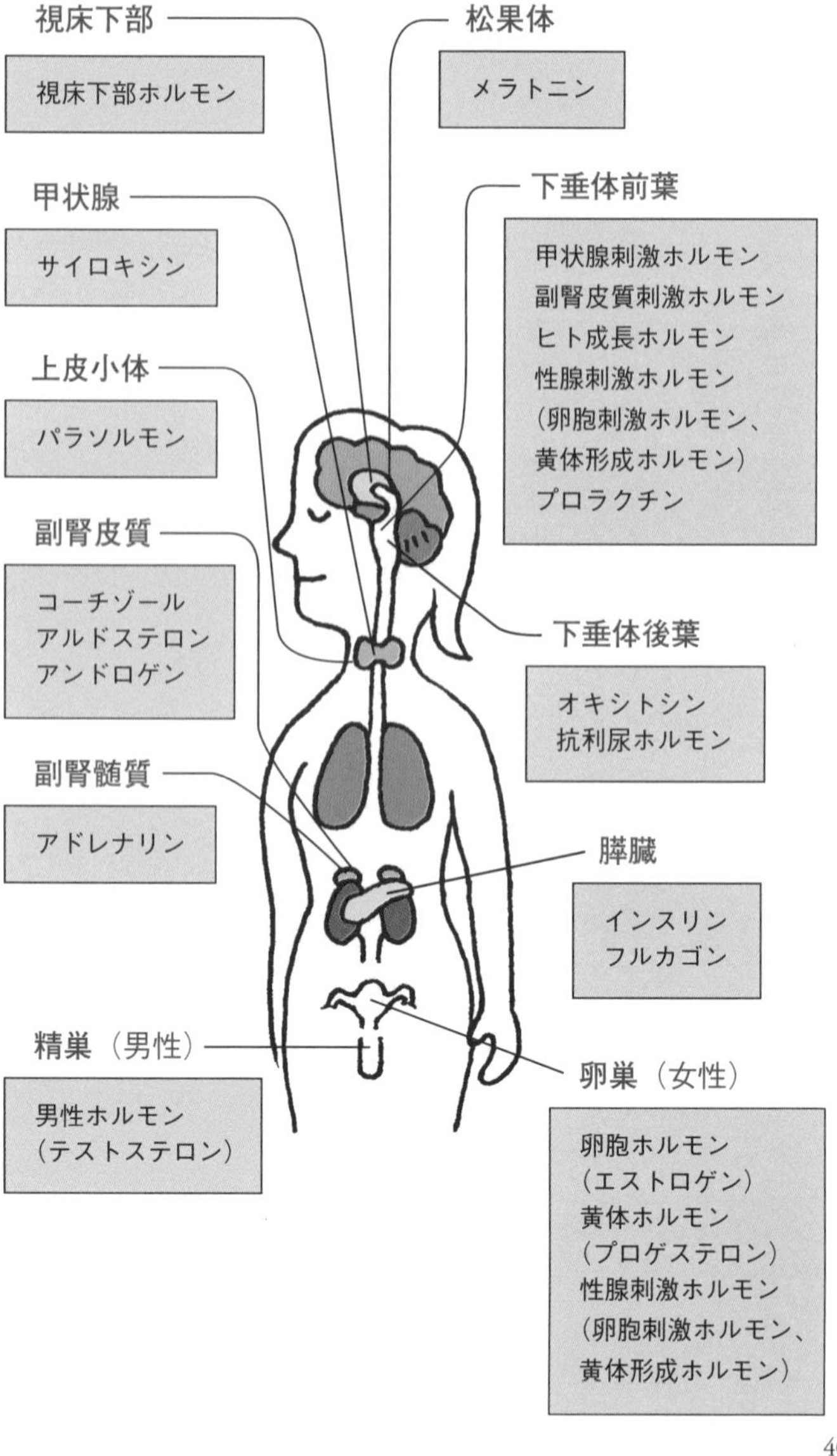
視床下部
視床下部ホルモン
松果体
メラトニン
甲状腺
サイロキシン
下垂体前葉
甲状腺刺激ホルモン
副腎皮質刺激ホルモン
ヒト成長ホルモン
性腺刺激ホルモン
（卵胞刺激ホルモン、
黄体形成ホルモン）
プロラクチン
上皮小体
パラソルモン
副腎皮質
コーチゾール
アルドステロン
アンドロゲン
下垂体後葉
オキシトシン
抗利尿ホルモン
副腎髄質
アドレナリン
膵臓
インスリン
フルカゴン
精巣（男性）
男性ホルモン
（テストステロン）
卵巣（女性）
卵胞ホルモン
（エストロゲン）
黄体ホルモン
（プロゲステロン）
性腺刺激ホルモン
（卵胞刺激ホルモン、
黄体形成ホルモン）

■松果体／睡眠に関与するメラトニンなどを産出しています。
■膵臓／糖質代謝にかかわるインスリンを産出しています。

約80種の重要なホルモンが連携しながら、壮大な生命の交響曲を奏でているのです。がんや認知症の予防につながる機能を持つものもあるようですから、内分泌学の今後の発展が楽しみですね。

◆自律神経系

すべての内臓、全身の血管などの働きをコントロールし、体内の環境をととのえるのが自律神経です。

自律神経には、交感神経（「闘争と逃走」の神経）と副交感神経（「休養と消化」の神経）があります。

頭から足の先まで、全身の組織や細胞、臓器には、末梢《まっしょう》神経と呼ばれる脳神経12対と脊髄神経31対が伸びており、知覚や運動を司《つかさど》っています。その中で胃腸の働きや心臓の拍動、代謝《たいしゃ》や体温の調節など、人が生きていく上で、欠かせない働きを担っているのが自律神経です。

自律神経系には「交感神経」「副交感神経」の2種類があり、呼吸や血圧、血液循環、体温、消化吸収や排せつにかかわる主要臓器など、心身の重要機能を日夜、自動的にコントロールして、恒常性——ホメオスタシスを保持してくれます。両者は微妙な協力関係にあり、一例を挙げると、男性の勃起機能は副交感神経、射精には交感神経が強く関与し制御しています。

◇交感神経／「闘争と逃走」の神経

食うか食われるかの折、目覚め興奮してリスク対応に大活躍してくれる神経です。

恐怖、不安、怒りなどの強い心的・肉体的ストレスが加わると、交感神経が反応して

主な神経

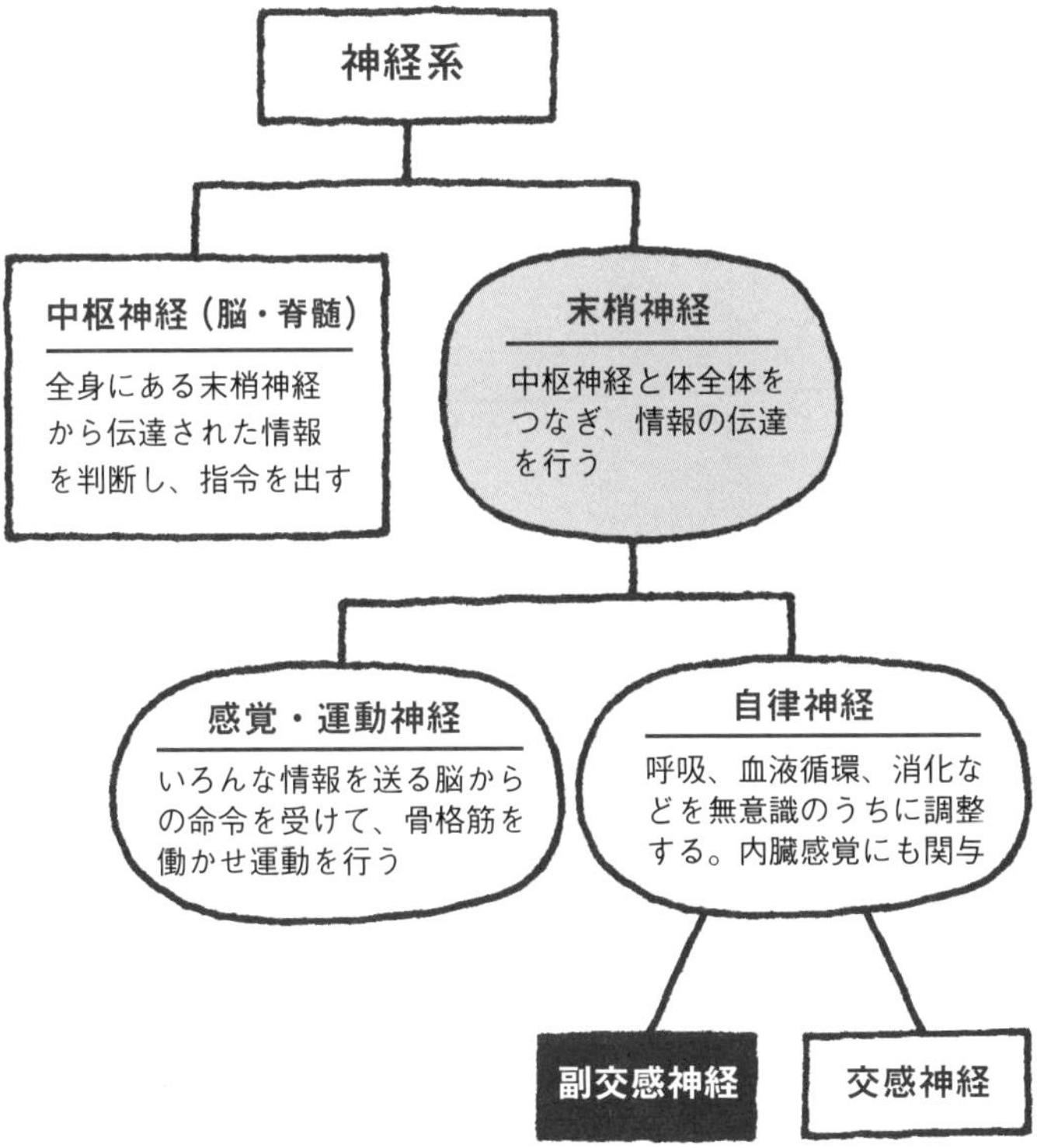
神経系
中枢神経（脳・脊髄）
全身にある末梢神経から伝達された情報を判断し、指令を出す
末梢神経
中枢神経と体全体をつなぎ、情報の伝達を行う
感覚・運動神経
いろんな情報を送る脳からの命令を受けて、骨格筋を働かせ運動を行う
自律神経
呼吸、血液循環、消化などを無意識のうちに調整する。内臓感覚にも関与
副交感神経
交感神経

副腎《ふくじん》を刺激し、コーチゾール、ノルアドレナリン、アドレナリンを増加させ、闘争あるいは逃走反応が起きるのです。これらのホルモンの働きにより瞳孔は散大し、心拍や血圧、血糖値が上がり、骨格筋や肝臓の血流は増え、細胞内に豊富な酸素と糖分も届きます。

すると、細胞内のミトコンドリアが活躍し、クエン酸回路や電子伝達系を動かし、酸素と糖分を使ってエネルギー物質のＡＴＰ（アデノシン三リン酸）を作り出してくれますので、これを活用することで上手に闘ったり逃げ出したりすることも可能になるのです。

しかし、持続するストレスは交感神経の過緊張状態を引き起こし、心身に多大な影響を与えます。ステロイドホルモンやノルアドレナリン産生は増大し続け、リンパ球は減少して代わりに炎症持続につながる顆粒球が増加しますから、免疫《めんえき》防御機能の低下、慢性炎症増強、血圧上昇などを引き起こして、がんや心不全、脳卒中などの引き金になるのです。ストレスが万病につながるといわれる所以《ゆえん》ですね。

◇副交感神経／「休養と消化」の神経

眠っているときやリラックスしているときに優位になる神経です。

くつろいで美味しい食事をするような状況では、副交感神経が活動し、「休息と消化」反応をもたらします。アセチルコリン分泌《ぶんぴ》や気体状の神経伝達物質、一酸化窒素（ＮＯ）生成が始まり、脳や心臓の血流と機能は改善、涙や唾液《だえき》、消化液分泌や消化管の運動が促進され、消化機能が高まりますし、排便や排尿も円滑になります。瞳孔は小さくなり、心拍数や血圧も低下して心身の緊張が低下し、くつろぎ状態をもたらします。

しかし、くつろぎ過ぎて刺激のない状態が持続すると、過度な副交感神経優位となり、無気力からうつ状態になったりします。

また、迷走神経や免疫系の過剰反応から、胃十二指腸潰瘍《かいよう》を起こしたり、アトピー性皮膚炎、喘息《ぜんそく》、膠原病《こうげんびょう》などの自己免疫疾患につながるともいわれています。

交感神経と副交感神経の働き

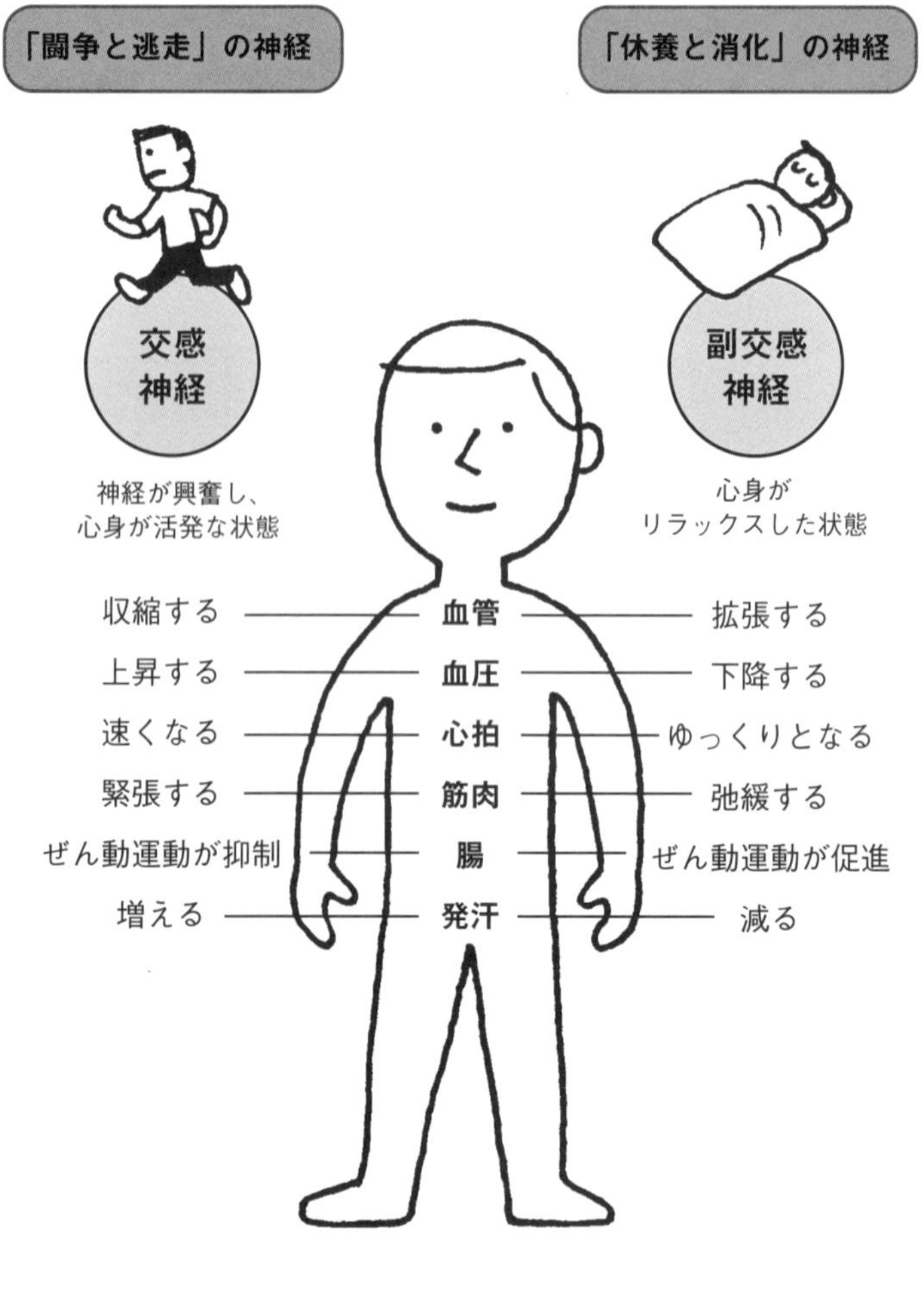
「闘争と逃走」の神経
「休養と消化」の神経
交感神経
副交感神経
神経が興奮し、心身が活発な状態
心身がリラックスした状態
収縮する
血管
拡張する
上昇する
血圧
下降する
速くなる
心拍
ゆっくりとなる
緊張する
筋肉
弛緩する
ぜん動運動が抑制
腸
ぜん動運動が促進
増える
発汗
減る

◆副交感神経、特に迷走神経などの重要性――組織と臓器を活性化

ちょっとした動作やツボ押しなどで迷走神経を刺激するだけで、ほとんどの臓器を活性化したり、食欲や消化液分泌《ぶんぴ》の調節などがスムーズになります。

副交感神経は、脳幹から脳神経12対の仲間である動眼神経、顔面神経、舌咽《ぜついん》神経、迷走神経などを介して、頭頸部《とうけいぶ》、胸部、腹部の組織や臓器に分布し制御しています。また、脊椎《せきつい》由来で第２、３、４仙髄《せんずい》から出た分枝骨盤神経が、大腸・直腸の一部、卵巣《らんそう》、子宮、精《せい》巣《そう》など骨盤内臓器を支配しています。

大活躍する迷走神経は12対ある脳神経の１つで、大部分が副交感神経から成っていま

す。頸部、胸部、腹部、血管などにまで長々と枝が伸びており、この様子がまるで迷走しているように見えることから、この名が付いたという説もあります。迷走神経は運動や感覚、分泌を支配しており、神経伝達物質のアセチルコリンや血管拡張物質である一酸化窒素などを駆使して咽喉頭《いんこうとう》、脳・心血管、肺・気管、食道、胃十二指腸、胆汁《たんじゅう》や膵液《すいえき》分泌、小腸から大腸の大半までの広域にかかわり、重要な働きをしています。

かつて、外科分野では迷走神経の役割を軽視する傾向があり、胃十二指腸潰瘍《かいよう》では胃酸を下げるため手術で迷走神経切断術が行われ、胆汁うっ滞《たい》、胆石、食欲不振や便秘など消化管運動機能低下などの合併症が出たりしていました。

交感神経関係でも、脳や四肢《しし》の血流改善のために交感神経節切除術が流行し、血流は増加しても汗が出せなくなったり（不汗）、眼瞼《がんけん》が下垂し瞳孔が縮瞳《しゅくどう》する（ホルネル症候）*などの報告もありました。その後、自律神経切断術は廃《すた》れ、自律神経に関しては**薬物や電気刺激、経絡刺激などの保存的治療法が中心となり、**次々と大きな成果をあげています。

＊**ホルネル症候**／眼瞼下垂（上まぶたの機能に障害が起こり、まぶたが開きづらくなること）、縮瞳（瞳孔が異常に縮小する現象のこと）が起こる。

自律神経の仕組み

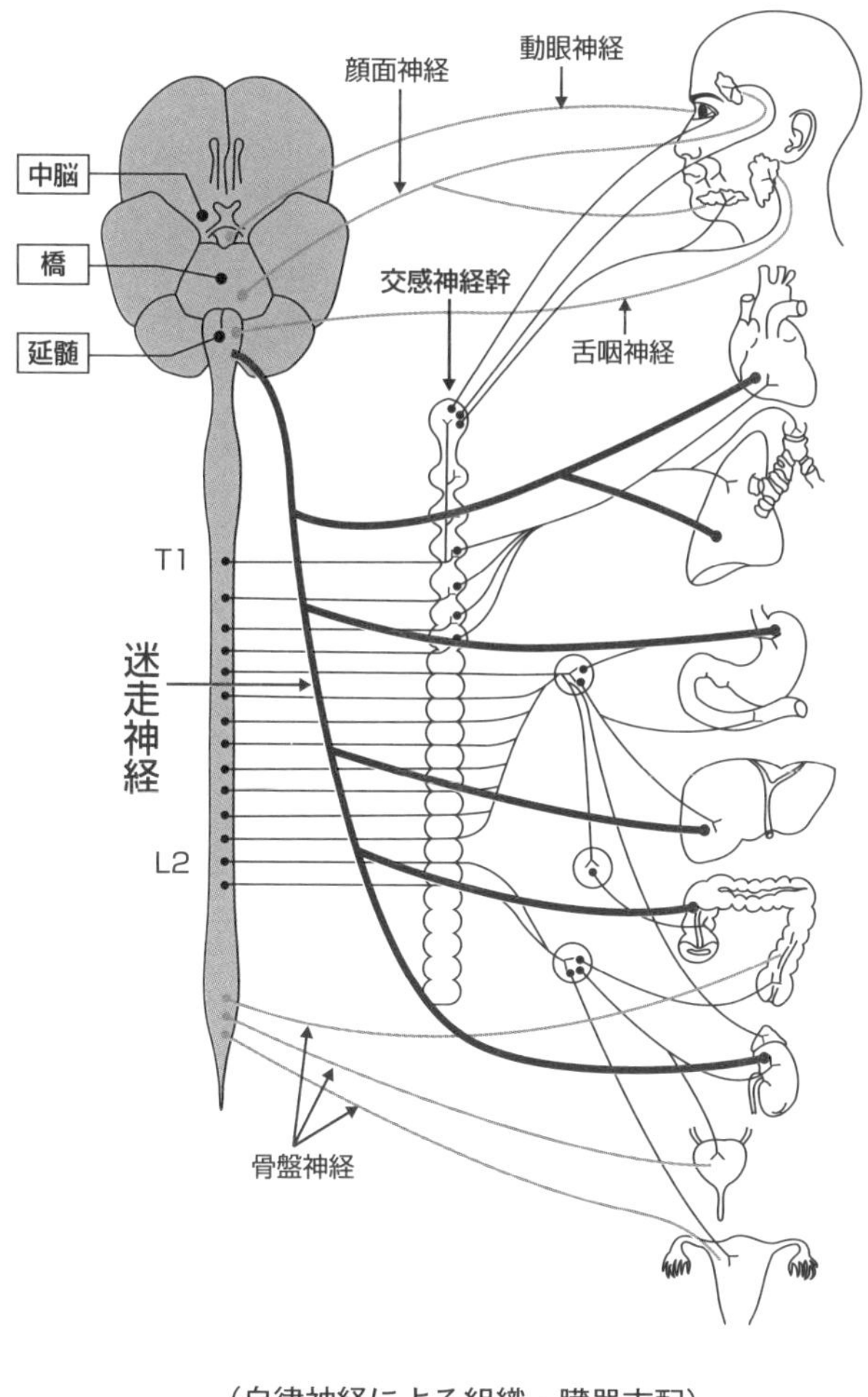

（自律神経による組織・臓器支配）

◆自律神経系の簡単強化・調整法 ――「耳ひっぱり」「爪もみ」のすばらしい効果

自律神経系（交感神経、副交感神経）の活性化にはさまざまな方法がありますが、まずここでは簡単にできる、**「耳ひっぱり」「爪もみ」**を紹介します。

耳、手指、足趾《そくし》（足の指）は、神経や血管に富み、知覚が鋭敏で、全身の臓器や組織に関係する重要な経絡や経穴（ツボ）が集まっています。

そのため、これらを刺激するだけで自律神経のバランスをととのえ、交感神経優位の「闘争と逃走」から、副交感神経優位の「休息と消化」の状態へと心身をくつろがせます。体は温かくなり、血圧や脈拍も落ち着き、胃腸・肝臓の調子も好転します。さらには、感染予防やがん抑圧に関係があるリンパ球、ナチュラルキラー（ＮＫ）細胞も増加して、免疫《めんえき》力も強化されます。

「耳ひっぱり」は神門研究家の飯島敬一先生が開発された技法で、私は7年前に実際に学び体験してみて、神門を刺激する効果の素晴らしさに感動しました。「耳ひっぱり」を行うと、その場で体の柔軟性が増し、前屈すると指先が床まで届くようになるのです。

また、当時の私は、身長162㎝、体重66kg、ウエスト92㎝のメタボ体型だったのですが、耳ひっぱりと野菜・玄米中心の食事療法により、半年後に体重は9kg減、ウエストは10㎝細くなりスリムになりました。

さらに、最大血圧が150㎜Hgくらいあったのですが、120㎜Hg前後の正常値に戻り、気持ちも穏やかになりイライラや癇癪《かんしゃく》を起こすことが激減したのです。自分で効果を実感したので、皆さんにも、ぜひおすすめしたいのです。

◆耳ひっぱり〈神門メソッド（飯島敬一氏）〉

耳とその周辺には、全身の臓器や組織にかかわる経絡に加えて、動眼、顔面、舌咽《ぜついん》、迷走神経など、副交感神経の分枝があります。耳を３つのパートに分け、重要なツボ「神門」のある上部を神門ゾーン、中部を肩首ゾーン、下部を頭ゾーンとし、親指と人差し指で上から順に３つのゾーンをやや強めにはさみ、少しこすりながら引っ張ります。それを１セットとし、３回繰り返します。

これだけで、自律神経のバランスがととのい、痛み、耳鳴り、うつ状態など、さまざまな心身の不調の改善、免疫《めんえき》機能や内分泌《ないぶんぴ》機能の増強につながります。特に「神門」というツボは、従来からけいれん発作、頭痛、歯痛などに特に効果的で、計算能力や運動能力など能力開発、ダイエットにも有用です。

病気やご高齢で、指が不自由な方には、耳こすりをおすすめします。手のひらを耳に被《かぶ》せて、やさしく 30 ～ 60 回くらいこすります。こすり終わっても手を耳から離さないで、耳を数分温めます。すると心身が癒され、幸せを感じられるでしょう。

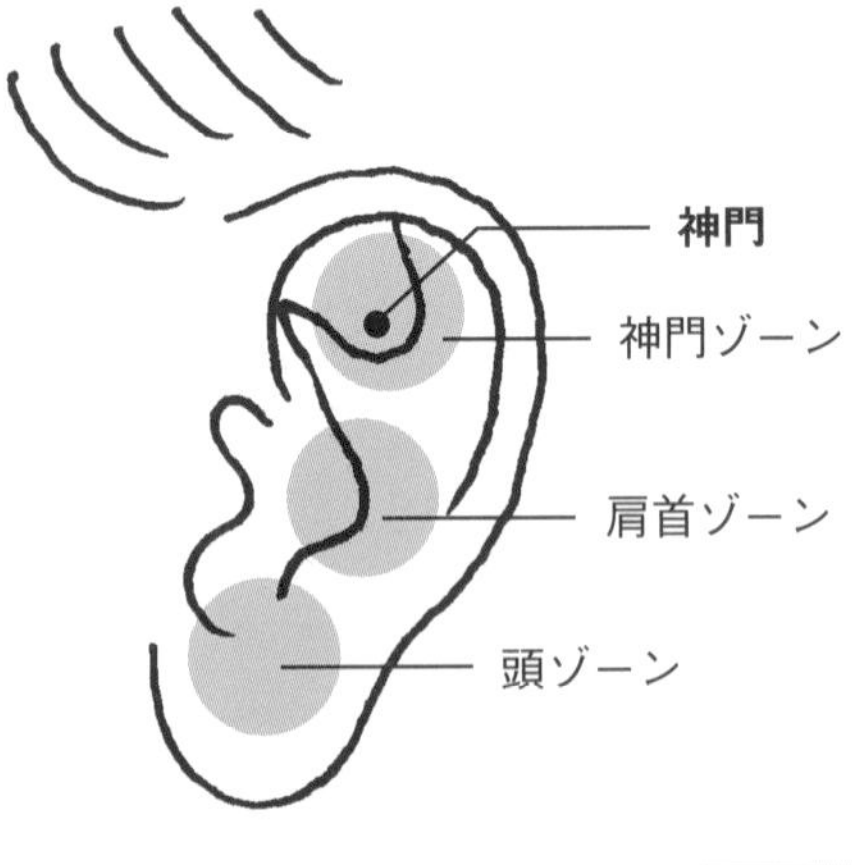

神門ゾーン

スッと抜く　　こすりながらひっぱる　　指ではさむ

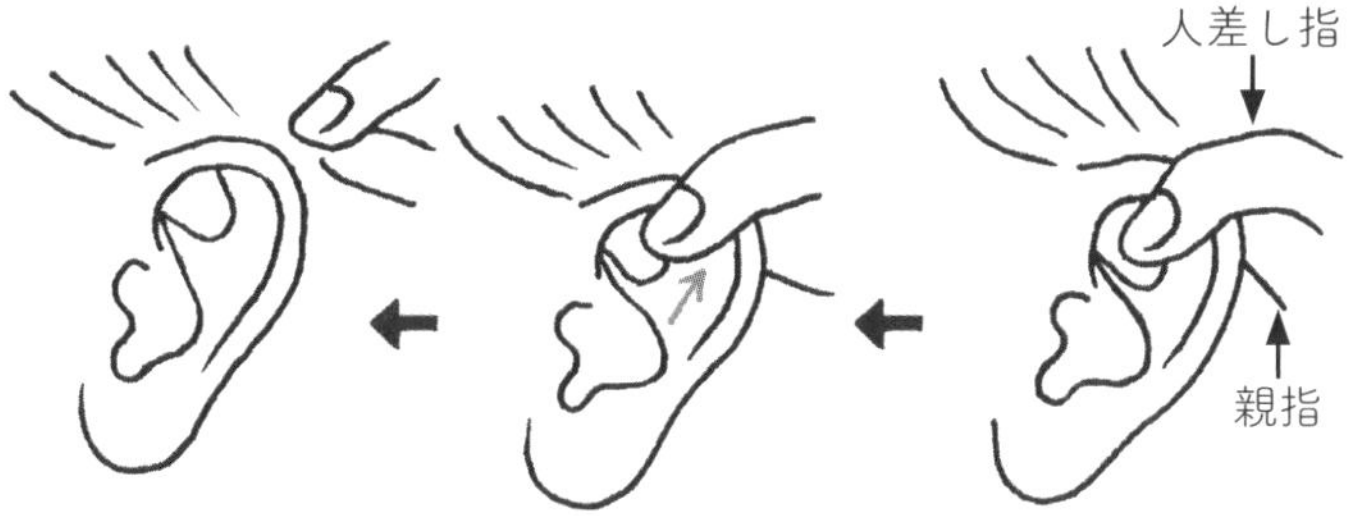

③耳から指を離すときは、スッとゆっくり抜く感じ。①〜③を3回繰り返す。

②ゾーンを指ではさんだまま、指でこすりながら、耳の斜め上にやさしくひっぱる。

①耳の上部の神門ゾーンに人差し指を前（爪は前）、耳の裏側に親指を当てて、耳をはさむ。

肩首ゾーン

スッと抜く　　こすりながらひっぱる　　指ではさむ

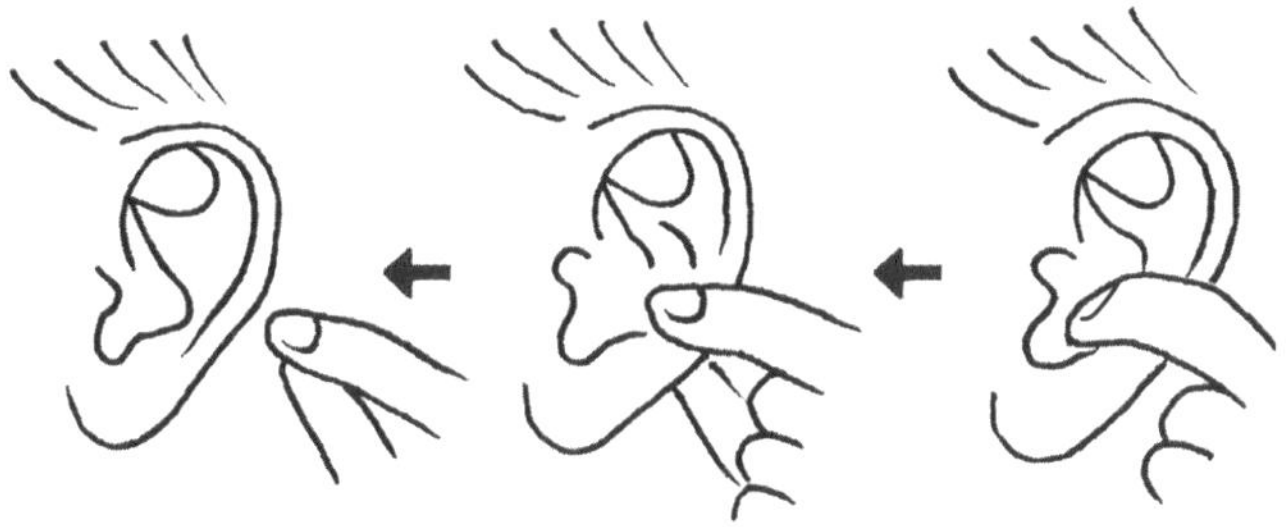

③耳から指を離すときは、スッとゆっくり抜く感じ。①〜③を3回繰り返す。

②ゾーンを指ではさんだまま、指でこすりながら、耳の真横にやさしくひっぱる。

①耳の真ん中の肩首ゾーンに人差し指を前（爪は前）、耳の裏側に親指を当てて、耳をはさむ。

頭ゾーン

スッと抜く　　こすりながらひっぱる　　指ではさむ

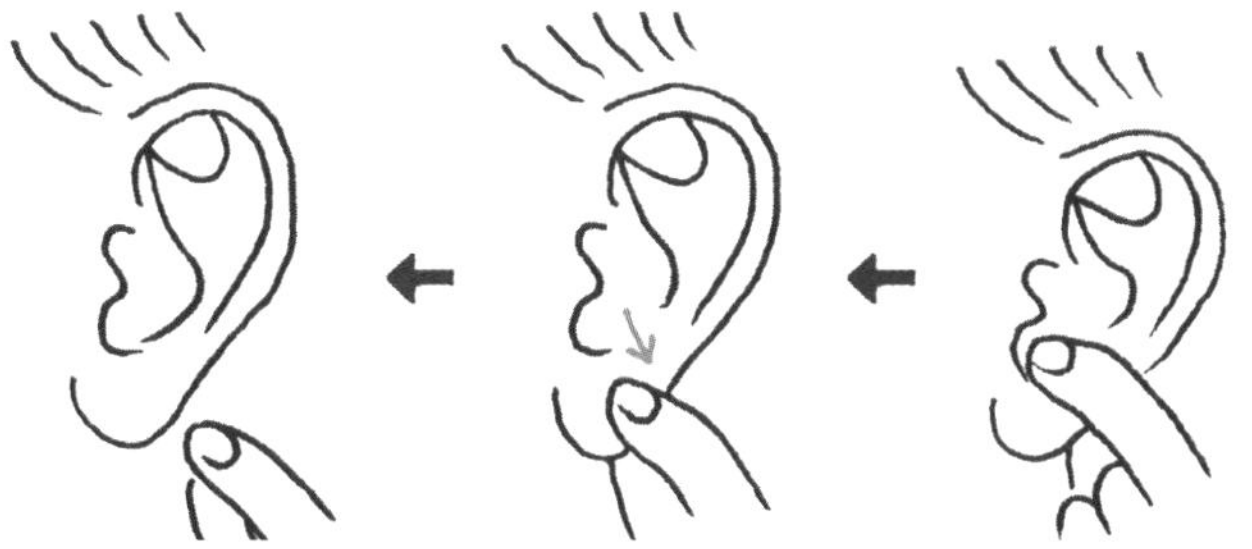

③耳から指を離すときは、スッとゆっくり抜く感じ。①〜③を3回繰り返す。

②ゾーンを指ではさんだまま、指でこすりながら、耳の斜め下にやさしくひっぱる。

①耳たぶの頭ゾーンに人差し指を前（爪は前）、耳の裏側に親指を当てて、耳をはさむ。

◆爪もみ

爪もみは、手指と足趾《そくし》の爪の生え際角にある「井穴《せいけつ》」という重要なツボ周辺を、親指と人差し指の先端ではさみ、痛気持ちいい程度の強さでモミモミして刺激する方法です。

１日に２～３回、毎日でもいいです。指ごとに効果は違い、親指は呼吸器（アトピー性皮膚炎、咳《せき》、ぜんそくなど）、人差し指は消化器（胃潰瘍《いかいよう》、肝疾患、過敏性腸症、大腸炎など）、中指は耳科（耳鳴り、難聴など）、小指は脳神経、循環器、胃腸、内分《ないぶん》泌《ぴ》、泌尿器、婦人科などの疾患から、うつや不眠、自律神経失調、認知症、パーキンソン病などにも対応しているようです。薬指は交感神経活性化にかかわるので、安保徹先生と福田稔先生が考案された爪もみ原法では刺激禁止ですが、私は軽くもんでバランスをととのえています。

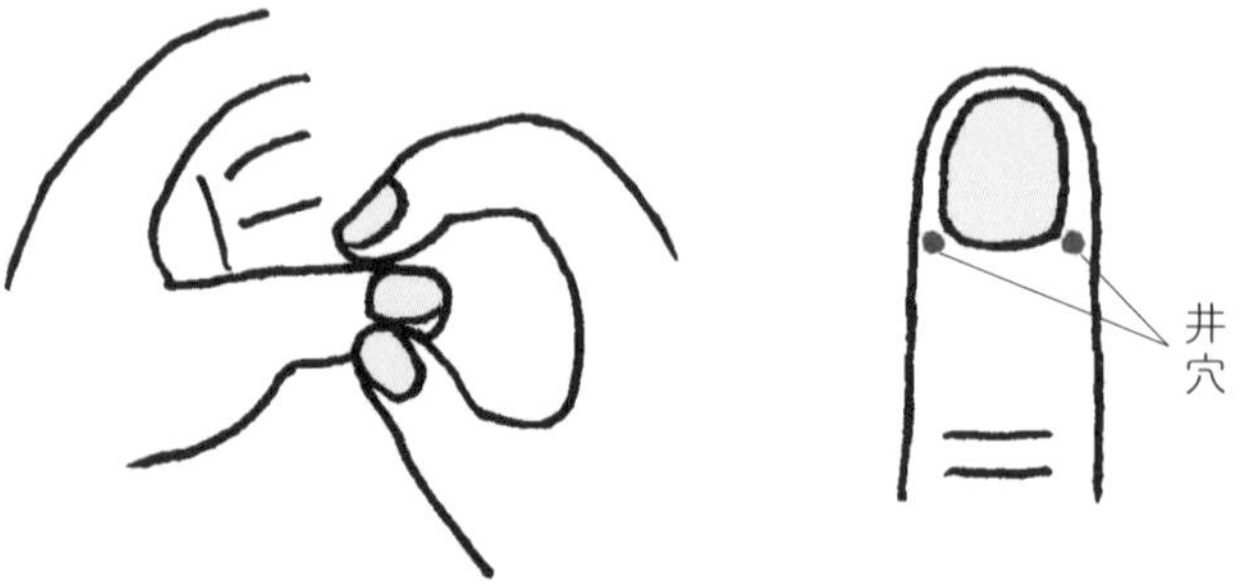

爪もみ療法（福田稔氏・安保徹氏法）

第2章

心と体を治し、癒すために

4 お医者さんと上手に付き合い、まかせっきりにしない

医師は、自分が「病気を治す・治した」と思い込み、それが表に出るような方もたまに見かけます。でも本来、医師は体調不良を訴える患者さんの検査や診断をし、病気とかかれば薬物療法や手術、あるいは放射線治療で対処し、必要なら心のケアも行って、**患者さんの治癒の手助けをするのが仕事**です。

令和は医療革新の時代。画像診断に加えて1滴の血液やわずかな尿・便、1本の毛髪をいただくだけで全ゲノム、栄養状態、臓器機能から病気の詳細が把握でき、必要な薬剤や処置も、ＡＩがかかわる時代、不治といわれる遺伝子関連疾患もゲノム編集技術で対応できる日々がそこまで来ています。医師と医療システムも信用し、しっかり活用してください。

そして令和になっても、治療後に、治癒させる（癒し治す）主役は、やはり**患者さんご自身の自己治癒力**なのです。医師は治療を行いますが、治癒させるのではありません。医師はそれを再認識することが大切ですし、患者さんもその点をしっかり自覚していただきたいのです。

けれども残念ながら、治癒させるのは医者の仕事だと考えている方がほとんどです。自己治癒力を自覚して使う人は少なく、使えないと思い込んでいる方が多いですし、逆に医師・医療不信から、すべて自分の信じる代替補完医療だけにのめり込み、頼っておられる方も見受けます。

まず大切なことは、良いかかりつけ医を持つこと――。視野が広く、心身の不調をなんでも聞いてもらえる総合医のような方だったら最高ですね。上手に付き合い相談することです。

医療革新時代ですから、セカンドオピニオン外来・医療相談外来、さらには中核病院で急増している患者総合支援センターなどを十二分に活用することも重要です。再生医療にがんゲノム医療、そしてゲノム編集技術を応用して生活習慣病、がん、糖尿病、自己免疫《めんえき》疾患、遺伝性疾患、神経変性難病などにも革新的治療法が可能になりそうです。

最近、いろんなバイオセンサーも開発され、誰でも自分の血糖、血中酸素動態、血圧、脈拍などモニターできる時代です。ネットで調べれば、どんな病気でも詳細な情報が入手できます。

ご自身の自己治癒力を再認識し、信頼して大いに活用して、いろんな変化もモニターしたり、楽しんでいただきたいものです。これから紹介していきますが、自己治癒力を目覚めさせ高めてくれる、有用で信頼性の高い補完代替療法もたくさんあります。

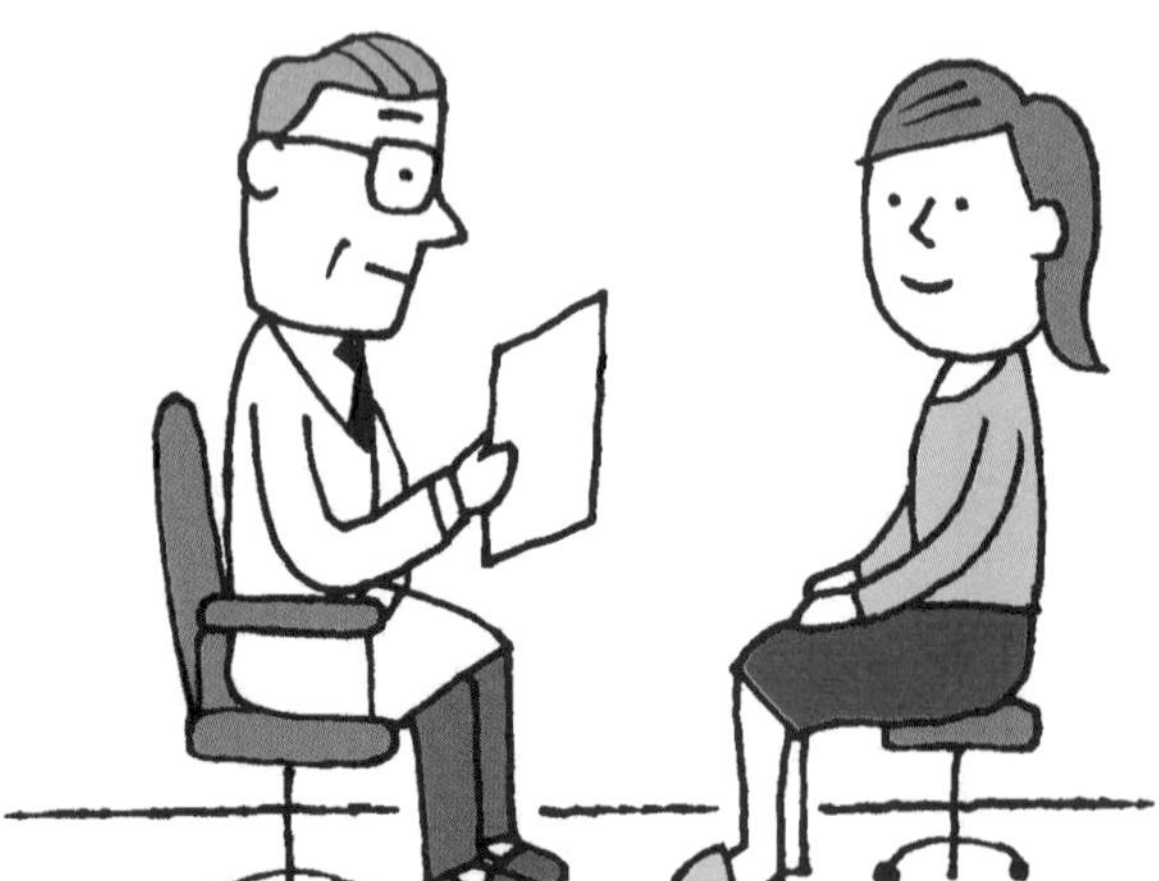

いずれも西洋医学以外の療法ですが、体調に合わせてサプリメントや漢方薬、食事療法や呼吸法、瞑想《めいそう》や運動療法などをうまく取り入れて、病気の予防を心がけ、心身を癒して、幸せ健康百寿・皇寿をめざしてください。

5 体を大切にすれば心も元気に。心を大切にすれば体も元気に

「健康」とは、どのような状態でしょうか。世界保健機関（ＷＨＯ）は、健康について「身体的、精神的、社会的に完全な良好な状態であり、単に病気あるいは虚弱でないことではない」と定義しています。言い換えれば、**「心身が健やかな状態であること」**なのです。

昔から、「心身一如《しんしんいちにょ》＝肉体と精神は一体のもので分けることはできず、１つのものの両面である」という考え方があります。これは、**「体を大切にすれば、心も元気になる。心を大切にすれば、体も元気になる」**という私のモットーにもつながっています。

病気発症の原因を探ると、ストレスがかかわっているケースが多いようです。例えば、慢性的にストレスが持続することで、睡眠不足や食欲不振、逆に過食、飲み過ぎなど不摂生な生活になりがちです。生活習慣病を発症したり、不眠やうつが高じて自死に追いこまれる方まで出たりします。心身の問題を円滑に解決できればいいのですが、なかなか難しいですね。

私自身、医学生時代はサッカー部や水泳部、ヨット部などでしごかれた体験もあり、体育会系ですから、心身が不調なときにはまず体の手入れからしていました。落ち込んだら軽く体を動かしたり、手を顔や胸、お腹《なか》に当てて擦《さす》ったりなでたり指圧したりする。それだけでも癒されます。

「言葉で表現できなくなったとき、音楽がはじまる（クロード・ドビュッシー）」。ハミングしたり、音楽を聴きながら、楽しかった思い出に耽《ふけ》ったり目を閉じてぼんやり過ごすだけでも、悩みや疲れがサーッと取れることがあります。

心身一如、体と心は一体ですから、**心体双方からセルフコントロールできるような考え方と技法を**取得しておけば、とても便利。安楽に健康百寿も迎えられるでしょう。

6 幸せを感じる――「幸せだな」を口ぐせに

怒りや不満、悪意などで満ちた大量の低品質情報に晒《さら》される最近の社会では、常に人と比較し欲が出て、「美味しいものを食べても不服を言い、幸せを感じない」「職場での地位が上がっても、うれしさを感じない」「常に人のことが気になり、妬《ねた》ましく思う」などで、感謝も言えない、幸せを感じられない人たちが、急増しているようです。

中には、「自分を愛せない」「人を愛せない」「他人の愛を受け入れられない」という、「三愛《さんあい》拒絶型」の方もおられます。何事にも要らないお世話だと不平不満の固まり。放置すれば、体の絶不調につながりそうです。

何か病気になると、すぐ「腎臓《じんぞう》が悪くなった」「肝臓の調子が悪い」などと言われます。そういう状態にしたのは自分だという意識が欠落しています。「悪化させてしまった肝臓や、腎臓などの臓器に『ごめんなさい』と謝ってはいかがですか」と申し上げると、きょとんとされる方がほとんど。反発される方もおられます。

自分の体や臓器へも「ごめんなさい。許してください」の意も込めて、**「ありがとう」「愛しています」の言葉**を使われるといいと思います。

言葉の力——言霊《ことだま》を活用することは大切です。美味しい食べ物、楽しい事柄、素晴らしい景色などに対して、「美味しい」「楽しい」「気持

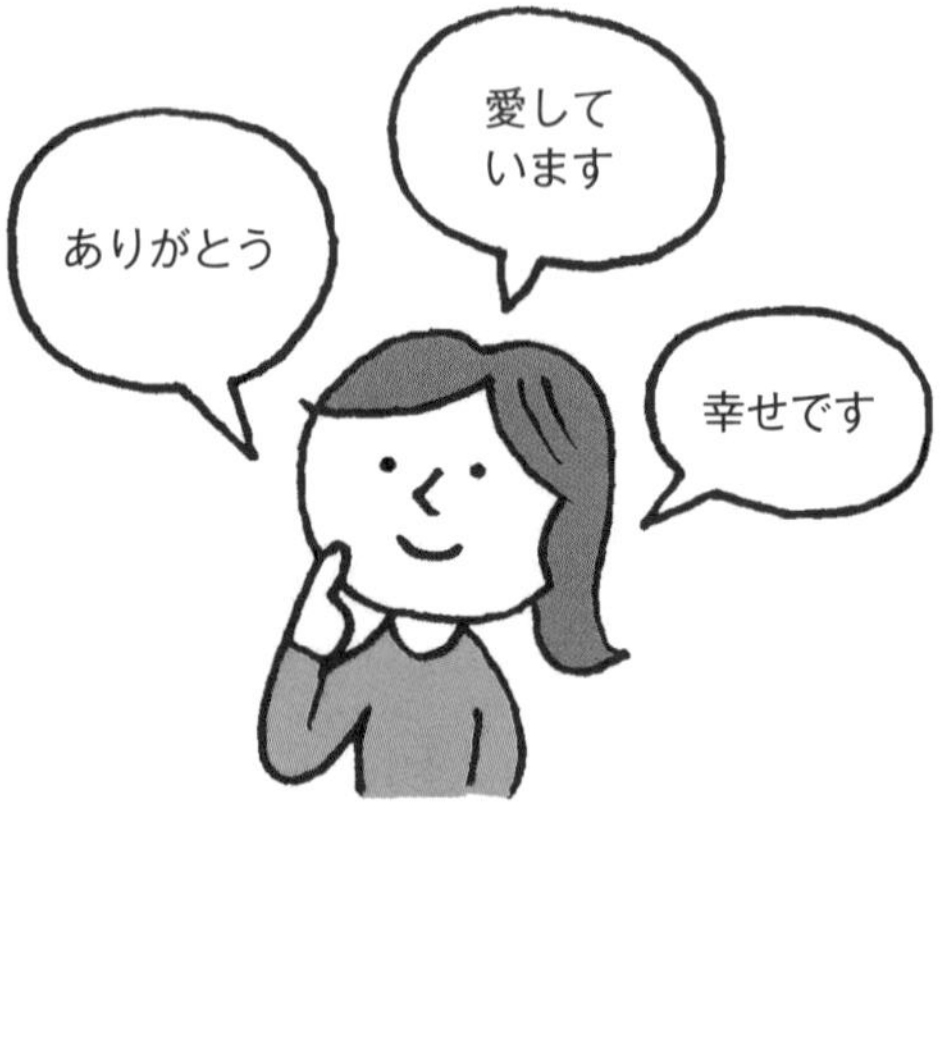

ちいい」「素敵！」で、終わらないでください。**「嬉しい」「愛しい」「幸せです」と口に出し、そして「ありがとうございます」とさまざまなことに感謝する**習慣をつけると、「三愛拒絶型」から「三愛受容型人間」へ変貌できると思います。

小さなことにも**「幸せだな」と口に出す**ことで、その言葉が耳から入り、いろいろな神経回路を伝わって五感につながり、潜在意識レベルまで届きます。

例えば、素敵な匂いをかいだときに「いい匂い、幸せだ」そして「ありがとう」と言って、幸せを感じ感謝する神経ネット回路のスイッチを無理しても押すようにしてみましょう。それが１万、10万、１００万回となれば、それだけで奇跡が起きますよ。

ここで、個人高額納税者としても有名な実業家の斎藤一人《さいとうひとり》さんの名言をご紹介します。

「言葉には〝言霊〟というパワーがあるんだよ。思っていなくても良いから天国言葉をいつも言ってごらん。すると、今度は本当に、心から天国言葉を使いたくなる事が起こるんだよ。反対に、嫌な事がどんどん起こる地獄言葉もある。これを絶対言っちゃいけないよ」

（『お金に愛される３１５の教え』斎藤一人著、ＫＫロングセラーズ、２０１３年）

○天国言葉

愛していますﾞ、ついている、うれしい、楽しい、感謝しています、幸せ、ありがとう、許します、大好き、きれいだね、美味しい、ハッピー、ラッキー

●地獄言葉 ※罵詈雑言の類いだから、覚えない方がいいですね。

恐れている、ついていない、許せない、不平不満、グチ・泣き言、悪口・文句、心配事

また、英国の女優で人生の後半をユニセフの活動に捧げたオードリー・ヘップバーンさんは、こう表現しています。

「The most important thing is to enjoy your life, to be happy —it's all that matters.」

（何より大事なのは、人生を楽しむこと、幸せを感じること、それだけです。）

聖女マザー・テレサさんは、もっと強烈です。
「人は不合理、非論理、利己的です。気にすることなく、人を愛しなさい」

ご紹介した3人の方の言葉には、「生きとし生けるもの、山川草木《さんせんそうもく》、森羅万象《しんらばんしょう》、そして宇宙のすべてに感謝と愛を贈りなさい。それが、**今この瞬間の幸せを楽しむこと**になりますよ」といった思いがこめられているようです。――結局、それに尽きますね。

7 笑って、幸せホルモンを分泌 ――自己治癒力を覚醒させる

「やる気」につながるドーパミンや、オキシトシンという幸せホルモンは脳の中枢にある視床下部《ししょうかぶ》で合成され、下垂体《かすいたい》から分泌《ぶんぴ》されます。

オキシトシンは元来、出産時の子宮収縮、授乳するときに乳汁《にゅうじゅう》分泌を増強するといわれていましたが、**胸がときめく事柄、ハグやハイタッチ、マッサージ、ペットをなでる動**

作でも分泌されるのです。そして幸せな気分をもたらし、心身を癒しストレスを軽減し、人や動物などのお互いの信頼感を高めますし、認知症悪化の予防効果もあるといわれています。

孤独で自分1人きりの状況だったら、両手で自分の胸を抱いてセルフハグする、そしてその手が素敵なパートナー、慈愛に満ちた父母や祖父母、あるいは神仏の手だと思って見てください。幸せホルモンのオキシトシンが倍増し癒され、至幸感に満たされるでしょう。

笑いにも、思いもよらない効果があります。笑うと表情が動き、いろいろな神経をバランスよく刺激します。**笑うことで、免疫機《めんえき》能、自律神経、ホルモンの分泌などが活性化する**のです。

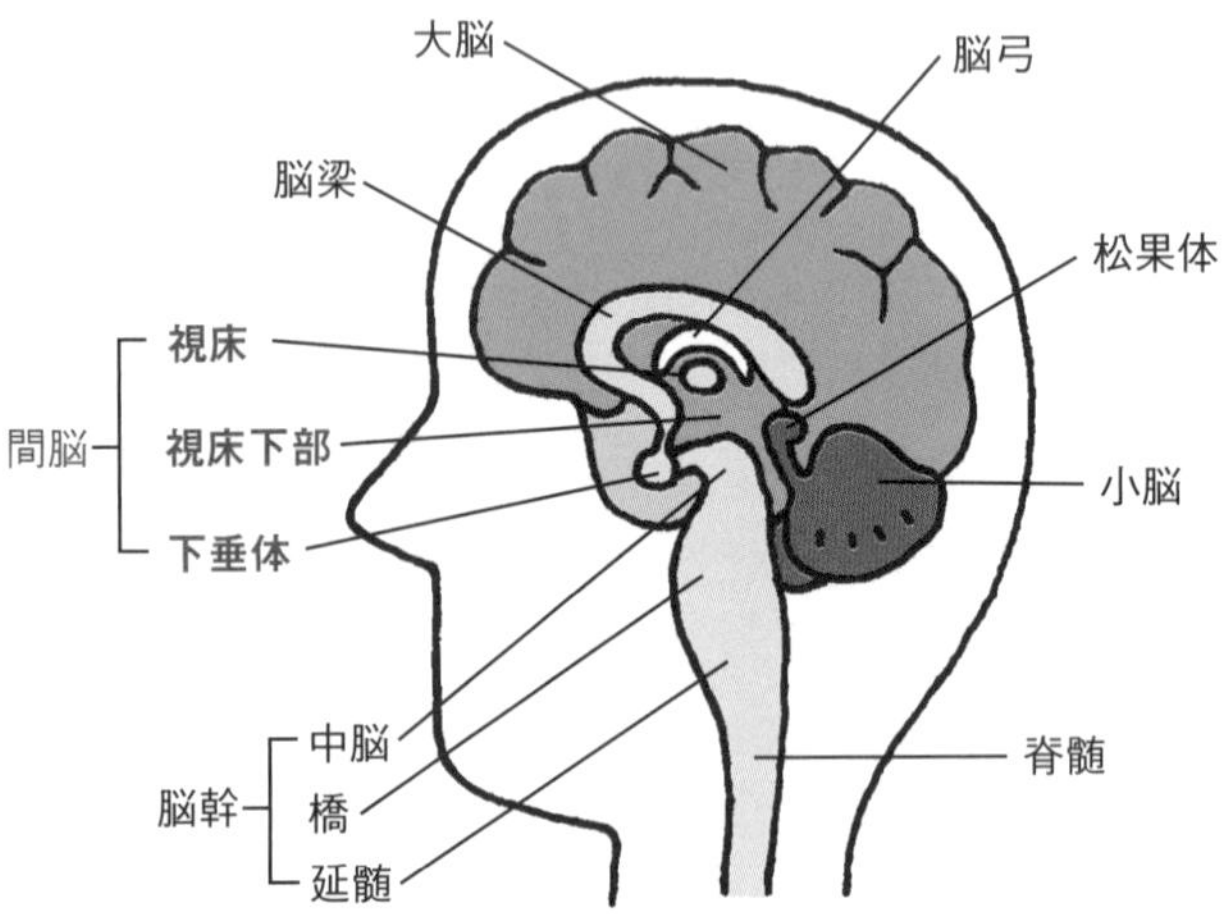

進行がんを寛解《かんかい》・完治させた患者さんの会でも、笑いはがんに対して殺傷力のあるナチュラルキラー（ＮＫ）細胞を活性化し、活性化した細胞ががん細胞を攻撃し、がんを治してくれるという話をよく聞いています。**笑うことで副交感神経優位となり、ストレスを軽減**できます。

さらに、前頭葉《ぜんとうよう》が活性化して間脳や視床下部などを刺激するので、ドーパミンやセレトニンなど報酬系の神経伝達物質が増えます。吉本興業は笑いで巨大なビルを建てています。笑って幸せな気分になりＮＫ細胞活性を高めて、がん細胞を破壊する。やってみるのも手ですね。

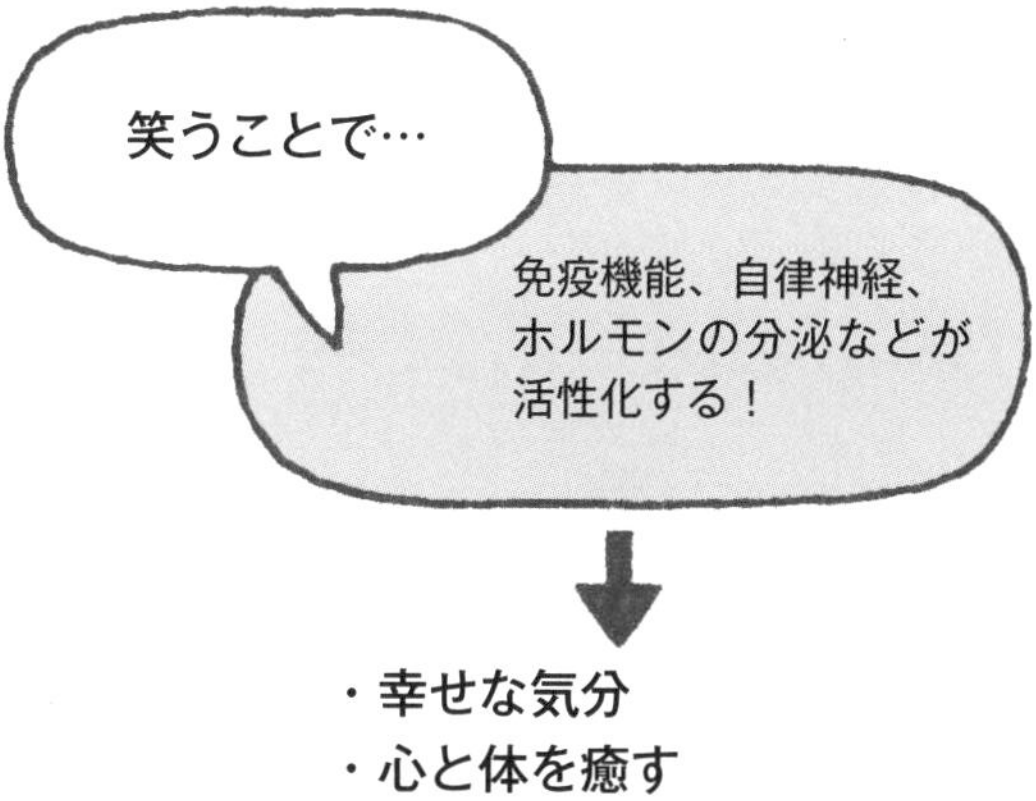
笑うことで…
免疫機能、自律神経、ホルモンの分泌などが活性化する！

・幸せな気分
・心と体を癒す
・認知症悪化の予防効果

第2部

自分で手当てして癒す
(セルフケア・セルフヒーリング)

第1章

食をととのえる
──調食

土肥式 自己治癒力覚醒法——食事編

医食同源という言葉がありますが、健康な生活を送る上で「食養法《しょくようほう》」は医療と同等、あるいは時にもっと重要かもしれません。食やライフスタイル、環境汚染、また心理的変化によっても、ゲノム基本構造に変化がないのに周辺（エピゲノム）が修飾され、遺伝子のスイッチ・オンオフが起こること（エピジェネティクス）が明らかになっています。

ミツバチの女王蜂と働き蜂の遺伝子は全く同じ、蜂蜜と花粉で育てれば働きバチ、そしてローヤルゼリー*で育てると女王蜂。細胞分化関連遺伝子がオンされ、体長は2倍、寿命は30倍ぐらいになるというから驚異です。

＊**ローヤルゼリー**／生後6〜12日の若い働き蜂が蜂蜜を食べ、体内で分解・合成し、分泌する乳白色のクリーム状の物質。良質の栄養成分をバランス良く含む。

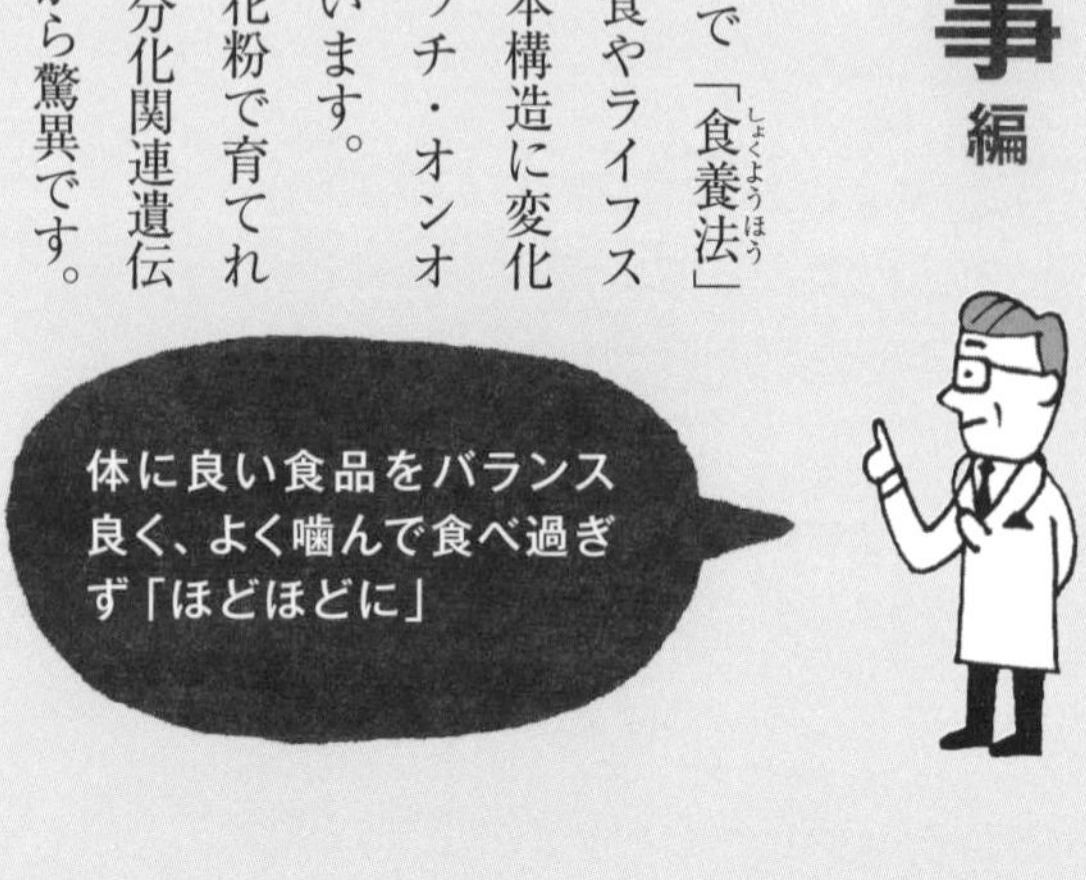
体に良い食品をバランス良く、よく噛んで食べ過ぎず「ほどほどに」

食物のおかげで心身が変わり維持できる、そして、その食物はすべて、多くの生き物からの命の贈り物なのです。

それを忘れて、「美味しくない」「欲しくない」と文句ばかり言う方がおられると、悲しくなりますね。

まずは、天地と生きとし生けるものへの深甚なる感謝、そして、体に良い食品をバランス良く、よく噛《か》んで咀嚼《そしゃく》してから摂取し、食べる量も体調に合わせて調節し、食べ過ぎないで「ほどほど」を心がけることです。

健康ブームから、さまざまな食品やサプリメントがメディアでも取り上げられていますが、次々変わる情報に振り回されないで、薬剤学・栄養学・食養学の専門家や栄養士さんと上手に付き合い、正しい情報を手に入れることが重要です。

そして、悪いものは摂取せず、きちんと良いものを取るようにすることが、エピジェネティクスに自己治癒力を目覚めさせ、自分で手当てして癒すことの原点となります。

ゆっくり、のんびりでいいのです。まずは、できることからやってみることが大切です。

ここで、ある日の私の食事を紹介しましょう。

●平日

・**朝食**／ココナッツオイル少々。ゆで卵１～２個、クルミやアーモンドなどナッツに野菜ジュース

・**昼食**／仕事場である病院の給食

・**夕食**／にぎり寿司（エビ、イワシ、タイなど）、豆腐、シジミのみそ汁（赤だし）

●休日

・**ブランチ（10時過ぎ）**／

コーヒーに少々ココナッツオイルを混ぜたもの、クルミ、アーモンド、マカダミアナッツなど数個。ほぼ無糖質の食事です。

前日の夕食から14時間ぐらい経たプチ断食《だんじき》、ケトン食*を心がけました。

・**遅めの昼食**／

ナッツ（クルミを主に、マカダミア、クコの実、アーモンドなどを少々）、ゆで卵、オリーブオイルをかけた酢タマネギ、野菜ジュースなど

・**夕食**／

玄米・小豆粥《がゆ》に、ゆで卵・ほぐしたサケ・干しエビ、アミふりかけ・のり、おぼろ昆布などをトッピング。ブロッコリーやトマトなど野菜類、納豆は少しでも必ず取るようにします。デザートは柑橘類など果物中心

＊**ケトン食**／食事療法の1つ。摂取エネルギーの60～90％を脂肪で摂るというもの。

和食中心で小食を心がけ、長寿にも良いといわれているプチ断食もしています。でも極めていい加減で、誘われると200～300gのヒレステーキもペロリです。

でも、これから述べるような食養の視点から週に一度くらいは点検し、さまざまな栄養素の過不足を補うよう、「まごわやさしい」（88ページ参照）の食材選択を少しずつ変えていきます。オメガ3脂肪酸、総合ビタミン・ミネラル、ビール酵母《こうぼ》や乳酸菌類のサプリメント、体調が低下すればメガビタミン療法（25ページ参照）も時に活用しています。

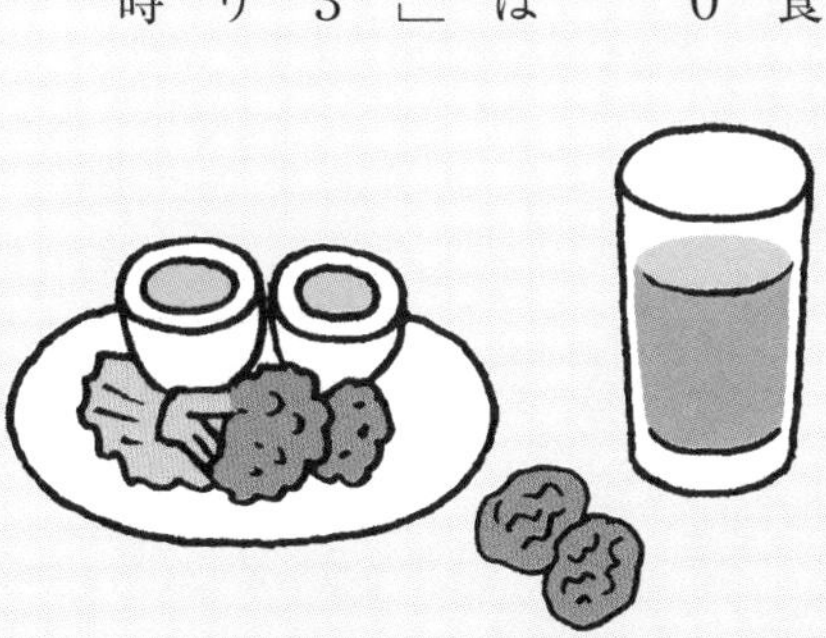

1 良質な水と天然塩で心身を癒す

人は約40兆の細胞で成り立っており、毎日数千億という多くの細胞が死に、新たな細胞が生まれ、増殖再生して入れ替わっていきます。その細胞は、さまざまな分子が相互作用して集まったものです。

分子レベルでは、膨大な数の分子が精緻《せいち》な機構で働いています。呼吸による酸素ガスと炭酸ガスの交換、食事による水分・栄養素の取り込みに始まり、真核《しんかく》細胞内にあるミトコンドリアでのエネルギー産生から電解質、糖質、脂質、アミノ酸・タンパク質代謝《たいしゃ》・合成、排せつなどが繰り返されます。分子はさまざまな元素（原子）が結びつき合ってできています。

人の体内元素には、次のようなものがあります。

●多量元素／酸素、炭素、水素、窒素、カルシウム、リン
●少量元素／硫黄、カリウム、ナトリウム、塩素、マグネシウム
●微量元素／鉄、フッ素、ケイ素、亜鉛、マンガン、銅
●超微量元素／セレン、ヨウ素、モリブデン、ニッケル、クロム、コバルト

多量元素のうち、酸素、炭素、水素、窒素、リンの5元素は、それだけで人体の97％を占めており、生命の起源そのものにかかわっています。そして、呼吸している大気には酸素、飲む水には水素と酸素、日々食している3大栄養素の糖質、タンパク質、脂質などもこの5元素から作り出せるのです。生命元素といわれる所以《ゆえん》ですね。

一方、**微量元素**や**超微量元素**も、生命維持のために極めて重要な役割をしています。

例えば、超微量元素のコバルトが欠乏すると関連する代謝酵素《こうそ》機能が低下し、悪性貧血や細胞増殖障害を引き起こしたりします。きれいな海水が手に入れば、猪口《ちょこ》半分ぐらい飲んでも超微量元素の一部は補えます。

しかし、市販の食塩は97％が塩化ナトリウムで、微量元素を含んだ苦汁《くじゅう》成分が少ないのです。苦汁成分マグネシウム、カリウム、カルシウムの多い天然塩や、太古の海塩である岩塩がおすすめですが、良品を見つけるのが意外と難しい……。

私は、薄いピンクのヒマラヤ岩塩の味が気に入っており、成分表を見ながら微量元素を補っています。特に補いたいモノは、食品成分分析表を活用して、食品やサプリメ

生命維持に重要な役割！
コバルトが豊富な食品

●肉　●魚介類　●チーズなど

抗酸化、抗がん作用、
老化防止効果など…
セレンが豊富な食品

●ブラジルナッツ　●ウニ　●カツオ

ントで摂取するよう心がけてください。

コバルトは、肉、魚介類、チーズなどに豊富。抗酸化《こうさんか》、抗がん作用、老化防止効果などで有名なセレンでしたら、ブラジルナッツを1日1～2個か、ウニやカツオを少々食べるだけでほぼ補えます。微量生物元素は重要代謝機能に関係するモノが多く、要注意ですね。

また、体の60％は水でできており、その約3分の2が細胞内に、残りは血液や組織間液などとして存在しています。心身を癒すには、ミネラルウォーターや素性のいい湧水など、良質の水を小まめにしっかり摂って体を潤し、有毒物を排出することが大切ですが、本物のいい名水を入手するのは意外に難しいです。

水道水でもフィルター濾過《ろか》、備長炭や竹炭、鉱石のブラックトルマリンを入れて浄化、日光に当てて紫外線で殺菌あるいは煮沸《しゃふつ》して、湯冷まししたものを使うなど、**ひと手間かけると水質は改善します。**

2 食べ過ぎで起こる2型糖尿病、第3の糖尿病といわれる認知症にも⁉

一般的に甘みがあって美味しいと感じる食べ物は、糖質が高くて動物性脂肪が多いもの。霜降り肉ステーキ、鶏の唐揚げ、生クリームたっぷりのスイーツなどはとても美味しく、軟らかく食べやすいので、ついつい食べ過ぎてしまいます。

甘い清涼飲料水にも驚くほどの吸収の早い糖質が大量に含まれていますが、それを意識することなく大量に飲んでいる人が多いようです。すると、食後の血糖値は急激に上昇し、瞬く間に正常値をはるかに超える事態になってしまいます。

食事摂取量が足りなくなると、体にはそれに対応するシステムが何重にも備わっていますが、食べ過ぎ・摂り過ぎが続いても、それを直ちに排せつしてくれるメカニズムはありません。愚直なまでに備蓄していきます。これ以上必要ないという状況でも自覚なく食べ続けると、余分なエネルギー源を肝臓にグリコーゲンという形で溜《た》め込んでしまい、満杯になればお腹《なか》の腸間膜《ちょうかんまく》や皮下にも脂肪蓄積が進みます。

炭水化物の食べ過ぎ、運動不足、ストレスが続けば、肥満、脂肪肝、動脈硬化、糖尿病予備状態となります。典型的な生活習慣病ですね。脂肪肝に慢性炎症が加わると肝機能も落ちていき、やがて肝がんになる確率も高くなります。

食後に血糖値が上昇すると、膵臓《すいぞう》からインスリンが分泌《ぶんぴ》されて血糖値が下がりますが、脂肪肝に酸化ストレス、慢性炎症が加わるとインスリン抵抗性*が高まり、インスリンが分泌されても効きにくくなり、肝臓や筋肉は血糖を取り込めない。その結果として、**血糖値の高い状態が続くようになります。これが2型糖尿病です。**

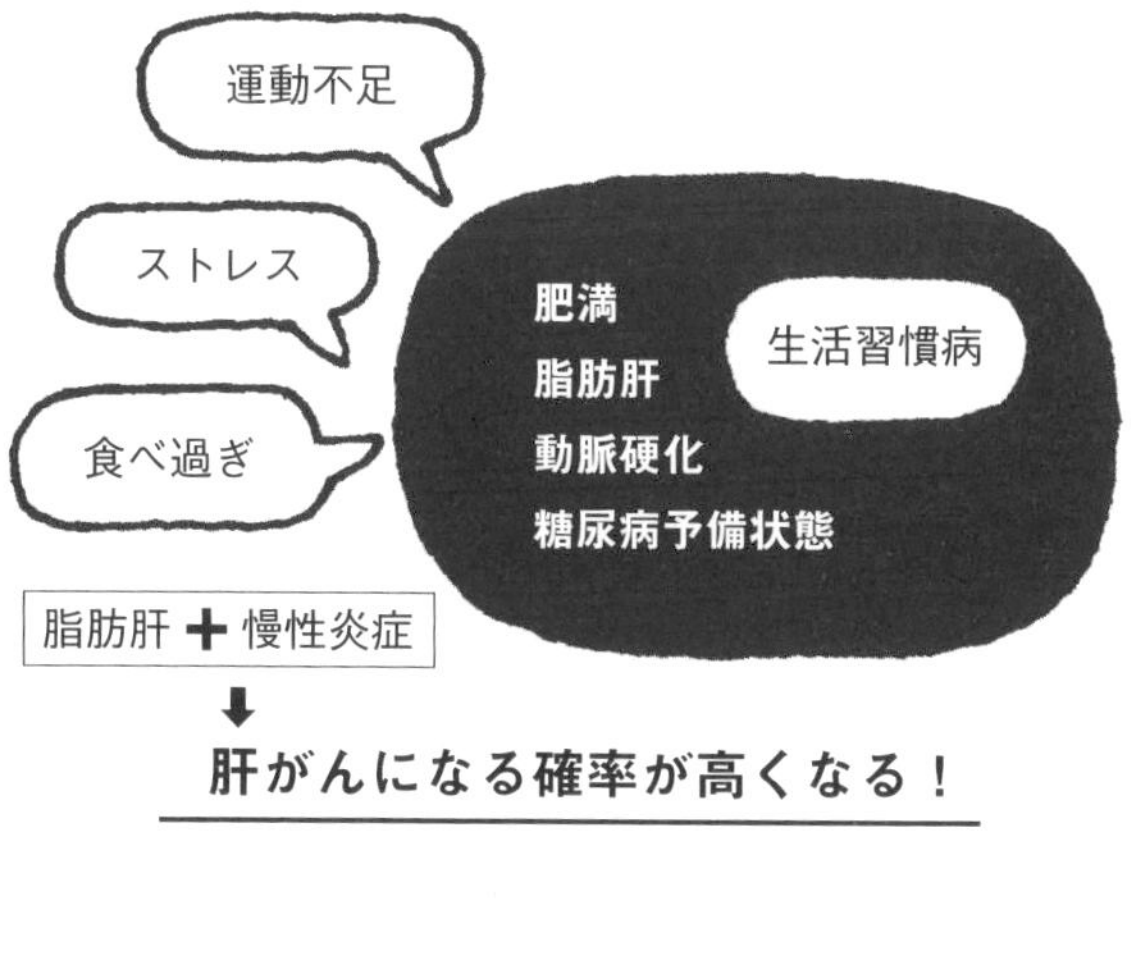

＊**インスリン抵抗性**／肝臓や筋肉、脂肪細胞などでインスリンの効果を発揮できない状態。運動不足や食べ過ぎなどで肥満になると、インスリンが働きにくくなる。

インスリンは糖を処理するだけでなく、脳内にあるアミロイドβタンパク質の処理にもかかわっています。アミロイドβタンパク質の蓄積は、アルツハイマー型認知症の発症にもかかわり、神経細胞を死滅、減少させて、病気の進行につながります。脳内でインスリンの働きが悪くなると、アミロイドβタンパク質が増えやすくなると考えられているのです。**認知症は第３の糖尿病**といわれる所以《ゆえん》です。

このように、過食は糖尿病、認知症の引き金になるほか、体内でさまざまな病気を引き起こしますから、血糖値を上げる糖質の多い炭水化物は食べ過ぎないこと。そして、**軽い運動でもいいので、日々続ける**ことが大切です。簡単なことを継続するだけでインスリン抵抗性も改善し、生活習慣病、糖尿病、認知症の予防、改善につながります。

3 米ぬか活用で認知症予防の一助に

認知症を予防するための基本的な方法の1つとして、ビタミン類やタンパク質、脂肪酸などの栄養素を、バランス良く摂取することが挙げられますが、最近、米ぬかが再注目されています。

アルツハイマー型認知症は、体の中の慢性的な酸化と炎症が原因となって、脳の神経細胞が本来の老化よりも早く減ってしまい、記憶が失われていく病気ですが、それにかかわる悪化因子は30ぐらいあげられています。米ぬかに多く含まれているビタミン様物質・イノシトールは強い抗

米ぬかや玄米の成分には

- 認知症予防効果
- 高脂血症や心身症の予防効果
- NK 細胞の活性、抗がん・抗酸化作用
- 大腸がん予防、排せつ・解毒作用
- 精神・血圧安定作用

酸化作用を持ち、炎症を抑える働きがあり、さらに神経細胞を保護し活性化する作用もあるのです。抗炎症性のあるオメガ3脂肪酸を豊富に含む亜麻仁《あまにゅ》油や魚油（ＤＨＡ、ＥＰＡ）と米ぬかを併用すると、効果倍増で良いかもしれませんね。

米ぬかや玄米の成分には、他にフェルラ酸（認知症予防効果）、γ－オリザノール（高脂血症や心身症の予防効果）、アラビノキラシン（ＮＫ細胞の活性、抗がん・抗酸化《こうさんか》作用）、フィチン酸（大腸がん予防、排せつ・解毒《げどく》作用）、γアミノ酪酸（精神・血圧安定作用）など多くの有用物質が見つかっています。米が主食の日本民族が、体に悪い白米ばかり食し、玄米も米ぬかもあまり活用していない。もったいないの極みですね。

米ぬかは安価で手軽に手に入れやすいですが、注意していただきたいことは、できるだけオーガニックのものを選んでいただくということです。

米ぬかには油分が多いので、そのまま置いておくと酸化しやすいのです。私は面倒なので冷凍室で保存していますが、低温で軽く炒《い》り、密閉袋に入れて冷蔵庫で保存すると、香ばしくて美味しくいただけます。小さじ1杯程度をみそ汁やスープ、ヨーグルトなどに混ぜて、摂取するといいでしょう。**一度にたくさん摂ろうとせず、続けること**が大事です。

でも、玄米を精米して白米と米ぬかにしてから食べるのは、二度手間。**玄米のまま食べるのが一番です。**私はオーガニック玄米に、抗酸化・抗がん作用に富み老化防止にも良い真っ赤な小豆を入れ、小豆玄米ご飯か小豆玄米粥《がゆ》で食すことが多いのですが、美味しく、そして体調やお腹《なか》の具合も良いですね。認知症進行を予防し、幸せ百寿につながりそうです。

4 がん・老化を防ぐ身近な食品

生きていく上で酸素は不可欠ですが、呼吸によって酸素を体内に取り込み細胞内代謝《たいしゃ》に活用すると、活性酸素が発生します。活性酸素は、体内に侵入してきた細菌などを排除するという良い作用を持っていますが、大量に生成されると細胞を酸化させ、慢性炎症と免疫《めんえき》機能低下などを引き起こし、がんや老化の原因になったりします。

しかし、抗酸化《こうさんか》・抗炎症作用を持つ食品を摂ることで、慢性炎症の持続も防ぐことができます。アメリカの国立がん研究所が推奨するがん防止食品約40種を参考にして、**生活**

野菜など	キャベツ、ニンジン、セロリ、タマネギ、トマト、ナス、ピーマン、ブロッコリー、レモン、大豆、キノコ、ワサビ、ニンニク、ショウガ、ウコン、黒コショウ、海藻類
ポリフェノールに富んだ果物	ブドウ、ブルーベリー、イチゴなど
ナッツ類	クルミ、アーモンド、マカダミアナッツ、ブラジルナッツなど
そのほか	緑茶（粉茶）、コーヒー、ココア、ルイボスティ、JW ティ

効果を高めるには

＋

ミネラルを多く含む食品も必要！

マグネシウム：岩塩、ナッツ、魚
亜　　　鉛：カキ、ナッツ、豚肉
セ　レ　ン：カツオ、ウニ、ブラジルナッツ
コ バ ル ト：肉、海産物、酵母類
マ ン ガ ン：あおさ、干しエビ、クルミ

習慣病、がん、老化を防ぐのに良さそうなおすすめの食品を選んでみました。

これらの身近な食品には、発がん物質の抑制効果が高い酵素《こうそ》、解毒《げどく》作用のある成分や、ビタミンＡ、Ｃ、Ｄ、Ｅなど、病気や老化を招く活性酸素を抑制する抗酸化作用の強い栄養素が含まれています。その効果を高めるには、マグネシウム（岩塩、ナッツ、魚）、亜鉛（カキ、ナッツ、豚肉）、セレン（カツオ、ウニ、ブラジルナッツ）、コバルト（肉、海産物、酵母《こうぼ》類）、マンガン（あおさ、干しエビ、クルミ）などのミネラルを含む食材も必要です。

飲み物でも有機の緑茶（粉茶）、コーヒー、ココア、ルイボスティ、ＪＷティなどは心身を癒し、生活習慣病、がん、糖尿病、心血管障害、認知症予防に貢献してくれます。アルコールも赤ワイン少量くらいは、ストレス軽減、健康増進になり、おすすめです。

季節や体調にも留意し、視点も変えたりして、バランスの良い食事を摂る。不十分なときには良質なサプリメントで補うことも大切です。そう心がけると、食品の持つ抗酸化、抗炎症、抗がん、抗老化作用などを効率良く活用できると思います。

5 脳と神経を守り、健康長寿に良い、新型コロナ感染症対策にもなる「まごわやさしい」食品群

健康的な食生活に世界中の関心が高まる中、長寿者の多い日本（特に健康白寿者の多い沖縄県大宜味村）の伝統食が注目されています。生ぬるい対策しか取らないのに、新型コロナウイルス感染で死亡率が低いのは、日本人がよく食べる、のり、昆布、わかめ、納豆などが貢献しているようだと話題にもなっています。歴代の食材にも照らし合わせてみても、「まごわやさしい」食品群を使った献立が、結構なおすすめの食事となるようです。

これらを使った献立に大宜味村風にゴーヤ、シークヮーサー（ミカンの一種）、発酵食品に豚肉料理、果物を加えると、とてもバランスが良い健康百寿・皇寿食になりますね。

有効成分の１つＬ－セリンというアミノ酸には、パーキンソン病、アルツハイマー病、筋萎縮性側索硬化症（ＡＬＳ）などの予防・治療効果もありそう。今後が楽しみです。

ま
大豆、小豆、納豆、高野豆腐などの豆類
タンパク質、マグネシウムの摂取に。

ご
ゴマ、クルミ、アーモンドなどのナッツ類
オメガ３脂肪酸やオメガ６脂肪酸。ビタミンＥが豊富で、慢性炎症の抑制に効果あり。

わ
わかめ、昆布、のりなどの海藻類
ヨード、カルシウムが豊富。
甲状腺機能を高める。

や
野菜類、根菜類など
βカロテン、ビタミンＣなどの
抗酸化物質が豊富。

さ
青魚など魚介類
タンパク質、オメガ３脂肪酸、亜鉛が豊富。
慢性炎症の抑制に効果あり。

し
しいたけ、まいたけなどのキノコ類
多糖類、食物繊維が豊富。免疫力を高め、
がん防止に役立つ。

い
キクイモ、山芋、サツマイモ、小芋などのイモ類
食物繊維、炭水化物が豊富。
腸内善玉細菌の増加に役立つ。

6 植物性食品は宝の山。脚光を浴びるファイトケミカルと酵素《こうそ》

ブドウ、柿、リンゴ、イチゴ、トマト、セロリなど、新鮮な果物や野菜、クルミやアーモンドなどナッツ類の生食もおすすめです。これらには、有害な紫外線や化学物質、害虫などから身を守るために植物が創り出した色素、香り、苦み、辛味、ネバネバなどファイトケミカル（植物化学成分）と呼ばれる、人間では作られない貴重な機能性成分が含まれています。

ファイトケミカルは多種多様で、５０００種類くらい存在します。代表的なものにはポリフェノール（赤ワインやブルーベリーなどのアントシアニン、お茶などのカテキン類、コーヒーのクロロゲン）や、カロテノイド（ニンジンやカボチャのβ－カロテン、トマトのリコピン、ホウレンソウやブロッコリーのルテインなど）、レスベラトール（ピーナッツ、

赤ブドウ）などがあり、人の体の中で抗酸化《こうさんか》物質として働きます。それが、フリーラジカル、活性酸素などを抑制消去してがんや老化の防止につながるので、注目されているのです。

最近関心を集めているのは、ポリフェノールの1つアピゲニン。タマネギ、セロリ、パセリ、ブロッコリー、お茶など多くの植物に含まれており、その薬理活性と期待される効果は多彩です。抗酸化、抗炎症、がん細胞アポトーシス、*抗ストレス、抗老化、美白・保湿など多岐にわたります。生活習慣病からがん、パーキンソン病から認知症、老衰などの予防と治療へ向けて創薬も始まりつつあるようです。

私もセロリ、パセリ、ブロッコリーはほとんど生食にし、最近出てきたアピゲニンのサプリメン

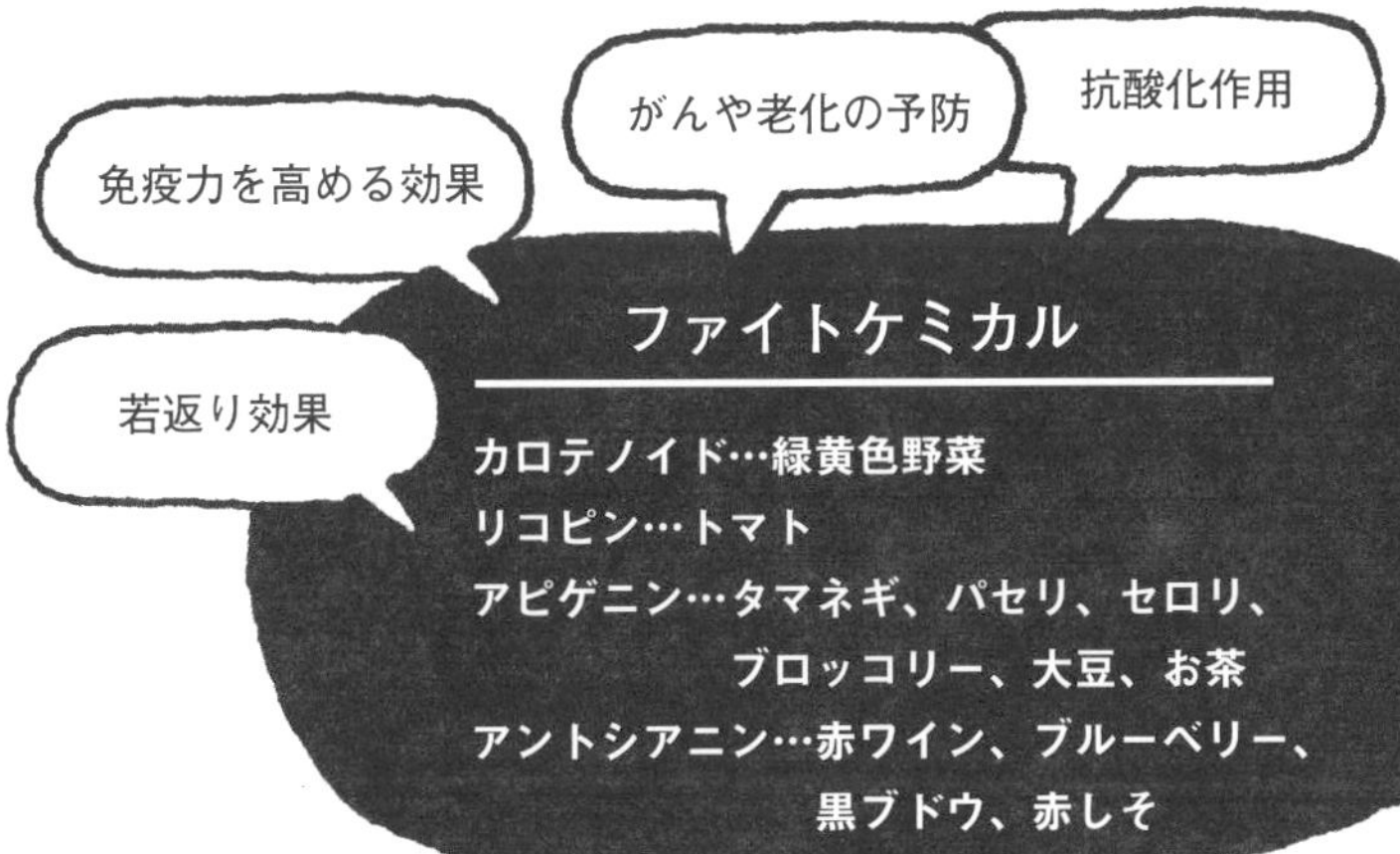

トもトライして、心身の反応をみています。

野菜や果物を生食すると酵素類もしっかり摂れるので、健康増進にもつながります。酵素は、消化、吸収、代謝《たいしゃ》、排せつなど体内で起こるあらゆる化学反応に不可欠――。それらの反応を引き起こすために、一種の触媒《しょくばい》（化学反応を促進させる物質）として働いている必須タンパク質が**酵素**なのです。

＊アポトーシス／細胞の自然死。

多くの生体《せいたい》内化学反応に対応し助けるため、ヒトの細胞内には約7万種類もの酵素がひしめきあって活躍しており、細胞の一つひとつが、生きていく上で極めて重要な役割を果しています。

酵素は、消化、吸収、代謝、排せつなど体の中のあらゆる反応に関与しており、消化酵素と代謝酵素に大別されます。消化酵素には、でんぷんをブドウ糖に分解する酵素・アミラーゼ、タンパク質をアミノ酸に分解する酵素・プロテアーゼ、脂肪を脂肪酸とグリセロールに分解する酵素・リパーゼなどがあります。

代謝酵素はビタミンのような補酵素とともに、グルコース（糖質）からエネルギーの産生、体内の有害物質を処理し排せつする解毒《げどく》、過酸化物質消去、細胞増殖や体の成長、免疫《めんえき》応答など生命維持のための多くの重要機能に関与しています。老化とともに体内で作り出される酵素の量は減少しますから、気をつけないと**高齢者は消化や代謝能力が弱っていきます。**

体内の代謝酵素や消化酵素を補ったり活性化したりするためにも、新鮮な野菜や果物、ナッツ、魚介・海藻、発酵食品などを上手くメニューに加えて、ビタミン、生命元素類、必須アミノ酸、必須脂肪酸など摂取することが重要ですね。

7 発酵食品や食物繊維、オリゴ糖で腸内善玉菌を増やす

人の腸内には数百種類、５００兆を超える多種多様な細菌が生息しており、その分布状態をさまざまな植物が咲き乱れる花畑に例えて、腸内フローラ（腸内細菌叢《そう》）と呼んでいます。そして、「腸内フローラのバランスを改善し、宿主の健康に好影響を与える生きた微生物」である乳酸菌やビフィズス菌などの「善玉菌」を、プロバイオテクスと呼んで

善玉菌を増やす食品

【発酵食品】
納豆、ぬか漬け、ヨーグルト、乳酸菌飲料など
【水溶性・不溶性食物繊維、オリゴ糖を含む食品】
納豆、オクラ、コンニャク、大豆、タマネギ、ゴボウ、ネギ、ニンニク、アスパラガス、バナナなど

います。

　腸内細菌は、**消化吸収の補助、ある種のビタミンの合成、外来菌に対する防御など、体に良い働きをする**いわゆる「善玉菌」と、毒素を出す、腐敗物質をつくるなど、悪い働きをする「悪玉菌」、そのどちらでもない中間の「日和見《ひよりみ》菌」の3つのグループに分けられます。日和見菌は「善玉菌」が優勢のときは良い働きをしますが、悪玉菌が優勢になるとそちらに加担・加勢し、悪さをします。

　「善玉菌」は、腸内を酸性にすることによって悪玉菌の増殖を抑え、食中毒菌や病原菌による感染の予防、発がん性を持つ腐敗物質の産生を抑制したり、免疫《めんえき》力を高めたりする腸内環境を作ります。

　善玉菌の持つ有益な効果としては、便秘・下痢や乳糖不耐症の改善、免疫機能改善による感染防御やア

レルギー抑制効果、動脈硬化の予防効果、抗腫瘍《しゅよう》作用など多数が報告されており、驚歎《きょうたん》するばかりです。

「善玉菌」を増やすには、**納豆、ぬか漬け、ヨーグルト、乳酸菌飲料など**、ビフィズス菌や乳酸菌を含む発酵食品の摂取が大切ですが、同時に、腸内善玉細菌の餌になる、水溶性・不溶性食物繊維やオリゴ糖を含む食品の摂取も重要で、おすすめです。

納豆、オクラ、コンニャク、大豆、タマネギ、ゴボウ、ネギ、ニンニク、アスパラガス、バナナなどを摂ることで、腸内環境を良好に保つ善玉菌の効果が高まり、大腸憩室《けいしつ》や大腸がん予防にも役立つと思います。

8　認知症や老化防止にも役立つ　体をつくるアミノ酸

人の体を構成している成分で、水の次に多いのがタンパク質です。そのタンパク質を構成しているのが20種類のアミノ酸で、皮膚、神経、筋肉、内臓、骨、血液、爪、髪などだけでなく、免疫《めんえき》抗体の原料やホルモンなど、さまざまな形態で体の中に存在しています。

美肌、筋肉増強、肝臓保護、血管拡張・血流改善、免疫増強、ホルモン分泌《ぶんぴ》などの作用があり、**生活習慣病、虚弱、認知症、老化・老衰のリスクを軽減する**などの役割も果たしています。

20種類のアミノ酸のうち、体内で作り出すことができるのは11種類の「非必須アミノ酸」です。残りの８種（トリプトファン、リシン、メチオニン、フェニルアラニン、トレオニン、バリン、ロイシン、イソロイシン）ないし、ヒスチジンを追加した９種類が作り出すことのできない「必須アミノ酸」といわれ、中でもロイシン、イソロイシン、バリンなど分岐鎖アミノ酸（ＢＣＡＡ）は筋肉合成を促進するようです。非必須アミノ酸でもアルギニンやシトルリンは一酸化窒素生成に関与して、血流改善、脳機能向上にも一役かっています。日本の伝統食品に多いＬ－セリンは神経変性を防ぎパーキンソン病、筋萎縮性側索硬化症（ＡＬＳ）、認知症、老化などの予防と悪化の軽減効果があり、再評価されています。

アミノ酸は、高タンパク食品やサプリメントなどから摂取することが必要ですが、**乳**

体内で作り出せない「9種のアミノ酸」

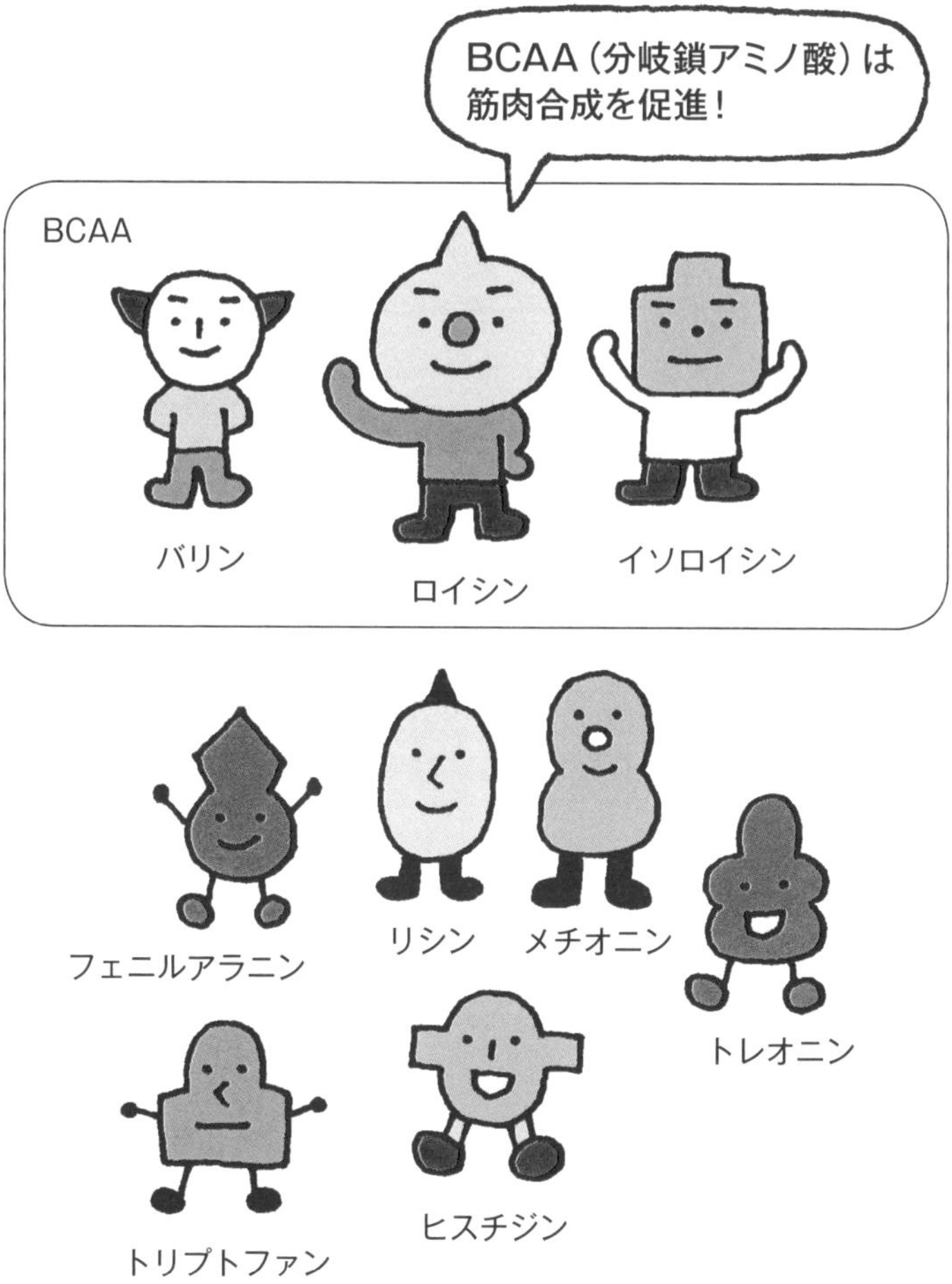

製品、卵、魚介類、豆類にはほとんどすべてのアミノ酸が含まれており、容易に摂取できます。ただ、添加物の多い配合飼料で育った牛の牛乳、チーズ、ヨーグルトは、乳がん、卵巣《らんそう》がん、前立腺《ぜんりつせん》がんの増加につながっているとの報告もあり、要注意です。連用は控えて、**鶏肉、魚、豆腐、納豆、急いで補給したいときは、ホエイプロテイン（スポーツ選手が使っている）などの摂取も**活用しましょう。

9 慢性炎症を抑えるオメガ３・オメガ７脂肪酸

一般的に「油」といわれる脂質は、人のエネルギー源となりますが、同時に、細胞一つひとつを形成する細胞膜の主要な構成成分でもあります。

脂質にはさまざまな種類がありますが、生きていく上で重要な必須脂肪酸は、オメガ3脂肪酸とオメガ6脂肪酸です。どちらも体内では合成されず、食物から摂取しなければなりません。

オメガ3脂肪酸が含まれているのは、**亜麻仁油《あまにゆ》、しそ油、エゴマ油、青魚油（DHA、EPA）など**で、オメガ6脂肪酸は**コーン油や菜種油、紅花油、ゴマ油など**に多く含まれています。

これらを摂取する上で注意したいのは、摂取量のバランスです。戦後、日本人の食習慣は大きく様変わりし、昔ほど木の実や魚介類を摂らなくなり、サラダ油やさまざまな油脂を使ったインスタント食品の摂取が増えています。必須脂肪酸の中でも、炎症増強作用のあるオメガ6脂肪酸の摂取量が増えている半面、炎症を和らげるオメガ3脂肪酸の摂取量が極端に少なくなっており、憂慮されているのです。

オメガ3脂肪酸はもちろんですが、オリーブオイルに含まれているオメガ9脂肪酸、最近話題となっているマカダミアオイルに含まれている**オメガ7脂肪酸の摂取も、老化防止、慢性炎症の制御や、アトピー性皮膚炎、炎症性腸疾患、糖尿病、動脈硬化、**

オメガ3脂肪酸

- 亜麻仁油
- しそ油
- エゴマ油
- 青魚油（DHA、EPA）

オメガ6脂肪酸

- コーン油
- 菜種油
- 紅花油
- ゴマ油　など

高血圧、がん、認知症など、多くの病気の予防や治療、ひいては美容にも有効とされています。

生きていくには、**オメガ３脂肪酸とオメガ６脂肪酸を「１対３」、可能なら「１対１」の割合で**摂取できると満点。ナッツではクルミもいいですね。

10 摂るのを避けたいトランス脂肪酸やグルテン

これまで、体を元気にするための食品をご紹介してきましたが、ここでは摂取を避けた方がよい食品について述べます。

脂肪関連では、**①動物性脂肪は控えめに、②トランス脂肪酸の多い精製加工油は摂らない、③古くなり酸化した油は使わない、**ことが大切です。

変性脂肪酸であるトランス脂肪酸は、フリーラジカル*として、アトピー性皮膚炎、動脈硬化、潰瘍性大腸炎《かいようせい》、がんの発症に関与するといわれています。日本では未だに野放し状態ですから、トランス脂肪酸を多く含むマーガリン、ショートニング、加工油脂、植物油脂、ファットスプレッド、そしてそれらを使ったフレンチフライ、ポップコーン、ドーナッツ、クッキーなどの加工食品は、できるだけ避けるよう気をつけることが大切です。

＊**フリーラジカル**／対（ペア）になっていない電子（不対電子）を持っている分子。周りの細胞にダメージを与え、免疫力の低下や体を酸化させる。フリーラジカルが発生する要因は、酸素、ストレスや紫外線、環境ホルモン、放射線などの有害環境によるところが大きいといわれている。

さらに、白砂糖、完全精米した白米、パンや麺類などグルテンを含んだ小麦食品、市販の精製塩なども避けた方がよい食品です。脂肪関連食品も含めて、これらは慢性炎症や生活習慣病の原因になります。

特に、グルテンの多い素麺《そうめん》、うどん、パスタなどの小麦食品は腸管粘膜を損傷し、アレルギー誘引物質や微生物など有害物質が体内に入りやすくなり、腸の炎症疾患、アトピー性皮膚炎や花粉症など自己免疫《めんえき》疾患を引き起こすようです。

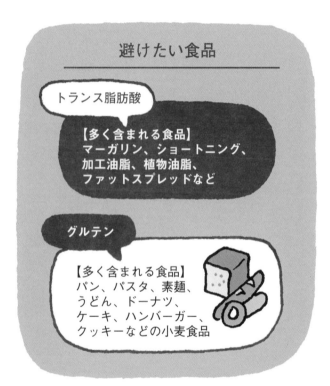

避けたい食品

トランス脂肪酸

【多く含まれる食品】
マーガリン、ショートニング、加工油脂、植物油脂、ファットスプレッドなど

グルテン

【多く含まれる食品】
パン、パスタ、素麺、うどん、ドーナツ、ケーキ、ハンバーガー、クッキーなどの小麦食品

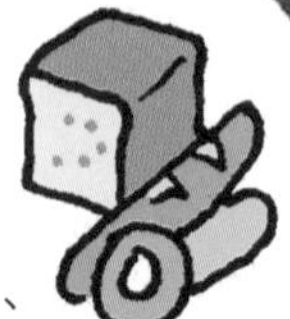

テニスプレイヤーのジョコビッチは、大一番の試合になるとスタミナ切れで敗退、グルテンの摂り過ぎを指摘され、グルテン断ちの食養法《しょくようほう》を取り入れ大躍進につながったといわれています。麺大好き人間の私には大苦痛ですが、摂り過ぎないよう、ラーメンの代わりに日本そばにするなど気をつけています。

11 プチ断食でがん細胞を退治！寿命も延びる生活習慣病からも抜け出すチャンス！

第1部で「笑いは、がんに対して殺傷力のあるナチュラルキラー（NK）細胞を活性化する。活性化した細胞はがん細胞を攻撃し、がんを治してくれる」というお話を、進行がんを寛解《かんかい》・完治させた患者さんの会からよく拝聴するとお伝えしましたが、断食《だんじき》も同様の効果があるということもわかっています。ただ、長期の断食はNK細胞の活性を上げるとしても、栄養低下につながり、がん患者さんを弱らせ、がんも進行するのではないかという危惧もありました。

しかし、広島大学医学部外科の大段秀樹教授らが、ラットを短期間絶食させ、ＮＫ細胞の機能にどのような影響があるかを調べたところ、わずか3日間の軽い断食でも、ヒートショックプロテイン*という活性物質が上昇することがわかりました。そしてこの物質は、肝臓内に多数存在するＮＫ細胞を活性化し、肝がん細胞を殺傷する力を倍増させることが判明したのです。

＊**ヒートショックプロテイン**／細胞の損傷を防ぐタンパク質の一群で熱によって増殖する。ストレスに立ち向かい、損傷を受けた細胞を、ストレスがかかる前の状態に修復、整備する働きがある。

また、**プチ断食はお腹《なか》の調子をととのえ、体調を良くしてくれます。**

普段、摂取した食べ物は腸で吸収され、エネルギー源のブドウ糖となって全身に運ばれ活用され、残れば肝臓でグリコーゲンとして蓄えられます。しかし、摂取する糖質を減らしたり、断食で食事を抜いたりすると蓄えた糖質を使いますが、14時間ぐらい経つとブドウ糖は枯渇《こかつ》します。

体はエネルギー源を糖質から脂質に切り替えて、脂肪酸が肝臓で分解されてできたケトン体*（アセトン、アセト酢酸、βヒドロキシ酪酸）などを、脳やさまざまな臓器がうまく利用し始めます。

＊ケトン体／脂肪を燃やして作り出されるエネルギー源。
体のエネルギー源は、「糖質（ブドウ糖）」→「脂質（脂肪酸）」→「タンパク質」の順に使用される。
糖質がなくなると、体内の中性脂肪を燃焼して脂肪酸エネルギーを作る。

　このように、食事の内容と摂り方を変えるだけで、体内にケトン体を作ることができます。ケトン体を利用するメニューは、減量、糖尿病、心血管系疾患、てんかん発作などに有効です。インスリン抵抗も下がり、アルツハイマー病の予防・治療、多嚢胞性卵巣症《たのうほうせいらんそう》候群、エネルギー源をブドウ糖に頼るがんに対しても効果が期待できます。

　糖質制限ケトン食療法により、高血糖は抑えられ、インスリン分泌《ぶんぴ》も増加しませんので、肥満や糖尿病などの生活習慣病から抜け出す良いきっかけにもなります。食事の脂質とタンパク質の増量、糖質制限をどこまでやるかのバランス、ケトン体をどこまで増やすかなど、**専門医とよく相談してうまく制御することも大切**ですね。

12 プチ断食で体内のエコシステムも活性化！細胞内の不要物をリサイクル

プチ断食《だんじき》により細胞が飢餓《きが》状態になると、細胞内で老朽化した不要なタンパク質や微小器官、細胞外から来た細菌などを、自分で消化して新たな細胞を作るためにリサイクルする、オートファジー機能も活性化します。

１日に食事から摂り入れて作られるタンパク質は70ｇ、細胞内の不要物を収集しリサイクルするオートファジー・システムで作られるタンパク質は、その3倍もの２００ｇといわれます。人にはこのような優れたエコシステムがあるので、飢餓にも対応できるのです。

その上、実験レベルですが、**プチ断食でオートファジー機能は活性化し、がんの発生も抑制する**といわれていますから、ＮＫ細胞の活性化やケトン体の増加などと同時並行して、さまざまな現象が動いている様子、奥が深いです。

プチ断食も、夕食を19時に終え、後は水分補給のみにして翌朝8時以降に朝食を取れば13時間のプチ断食になります。金曜の夕食以降、日曜の夕食まで水分補給のみにすれば、丸2日48時間の断食が容易にできるので、私も1・5～2日の断食は時折、試みています。

これまで食養《しょくよう》について大分述べてきましたが、バランスの取れた食事摂取は意外と難しいものです。そのようなときは、ビタミンやミネラル、アミノ酸などのサプリメントも、補助的に使うと良いでしょう。

最近では、「オーソモレキュラー療法（分子整合栄養医学）」もブームとなっています。

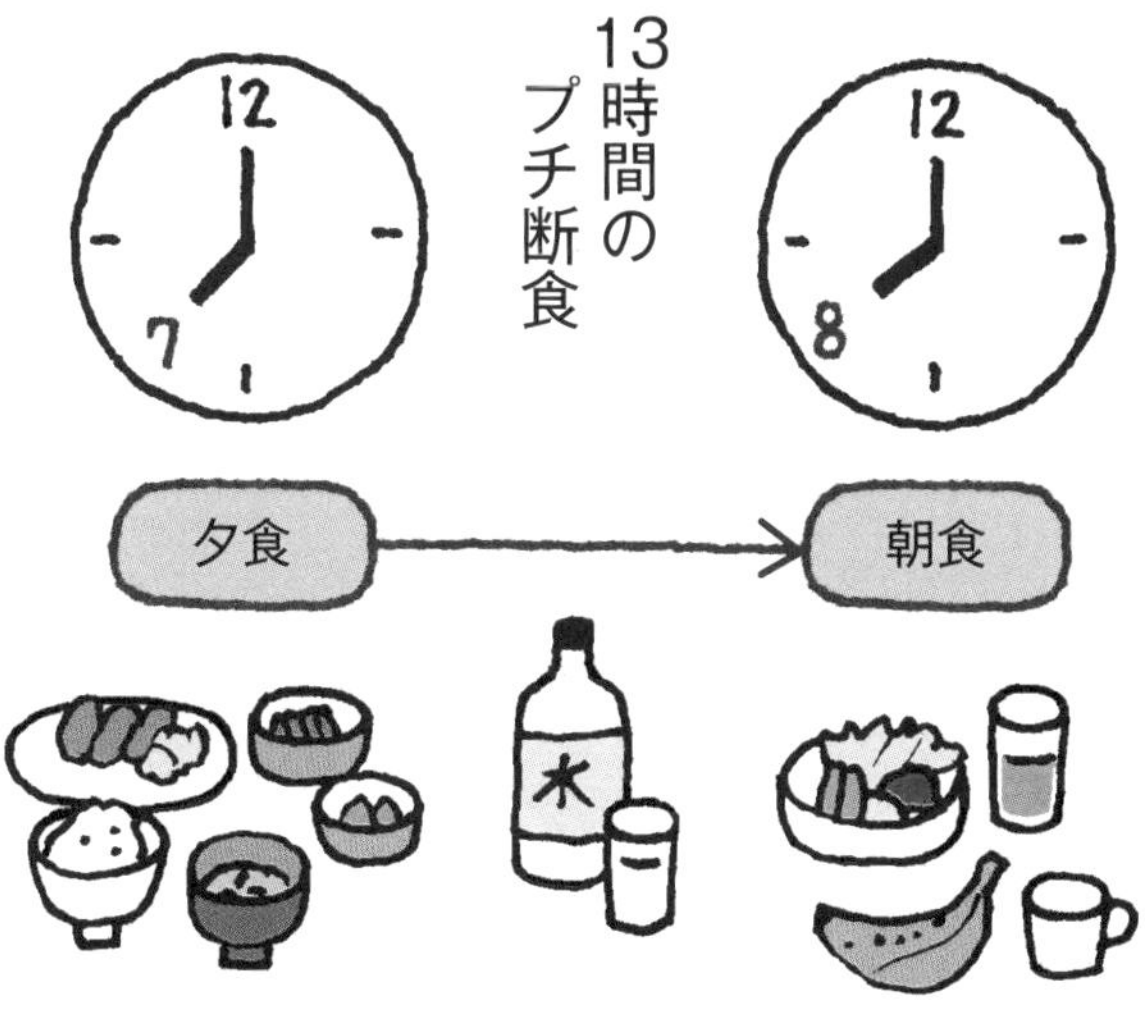

これからは微量の血液・尿や毛髪などで網羅的に精密検査が可能となり、不足しているホルモンや栄養素、体内の有毒物質をすべて見つけ出す。そして、食品やサプリメントなどを用い徹底的に補充調整し、病気を治療する施設も増えており、私も大いに活用しています。

しかし、コアラはユーカリの葉、パンダは竹・ササだけをエサに生きています。水分を少々摂るだけで後は無食、あるいは1日青汁だけの微食で普通に生きながらえて活躍されている方が世界には万を超えていますし、日本にもおられます。俳優の榎木孝明さんも仕事をしながら1か月無食で過ごし、２０１５年に手記まで書いておられますね。オートファジー、腸内細菌が作っている脂肪酸やアミノ酸、太陽や宇宙からのエネルギーなども支えになっているのかもしれません。

ケトン食が良い悪いと議論するのも大切ですが、食養の深淵《しんえん》、深奥《しんおう》をぜひ知りたいものです。アメリカや中国では秘密裏の多くのプロジェクトが進んでいるようですが、日本ではほとんど無関心です。

私もこれまではオーソモレキュラー療法とプチ断食をバランス良く愛用していましたが、その次は微食、無食にも挑戦してみようかと秘かに思っています。しかし年寄りの冷水といわれそうですね。

13 草木(ドクダミ、ローズマリー、オリーブ)の秘めた効能

庭や野山で見かける草木を、厄介な雑草雑木と思っていませんか。東西の伝統医学では、太古の時代から病に効く多くの草木を見出し、使いこなしてきましたが、その薬効成分が明確でないこともあって、西洋医学ではなかなか受け入れられませんでした。

補完代替医療などと低い評価をされることが多かったのですが、いろんな分析技術の革新的進歩もあって優れた薬効成分や作用機序が明らかになり、**インドのアーユルヴェーダ医療、中国漢方医療、日本の和漢薬など**も、最先端医学分野から新たな視点で見直され再評価されています。

世界は、最先端西洋医学と東洋伝統医学の粋を結集し、より強力な統合医療構築に向かいつつあるといってよいと思います。今や、庭にある草木からもこのような世界が見えてきますね。

一例として、私が居るあかね会阿品土谷病院と介護老人保健施設シェスタの中庭にある、草木3種（ドクダミ、ローズマリー、オリーブ／111～113ページ参照）をご紹介します。

私は朝昼の食事時に、それぞれの生葉、新芽を2～3枚摘《つ》んで、モグモグやったり、生葉をポットに入れ、お茶代わりに飲んだりしています。おかげで癇癪《かんしゃく》を起こすこともないですし、体調・お腹《なか》の調子ともに良好、認知症（?）もあまり進んでいません。

これから植えたいのは茶、桑、クコなどですね。桑は実と葉も食べられますし、小枝や根の皮は煎じて薬湯にもなり、「桑白皮《そうはくひ》」という生薬として漢方でも使われます。

根や葉には鎮痛、消炎、利尿、鎮咳、血糖上昇抑制、血圧降下作用があり、むくみ、咳《せき》、めまい、高血圧、糖尿病などに有効。デオキシノジリマイシン、γアミノ酪酸（GABA）、クロロフィル、フィトステロール（シトトステロール）などが有効成分とされ、欧米ではマルベリーというハーブ名で生活習慣病の予防に賞用されています。

戦時中、田舎に疎開し、養蚕場の手伝いで桑の葉摘みをしたことがあり、「葉や実を食べたら口から絹糸が吐けるよ」、とからかわれた思い出もあります。

◆ドクダミ／10種の薬効で有名

まずは、異臭がすると嫌われていたドクダミです。和漢薬の世界では、昔、貝原益軒（かいばら・えきけん）が10種の薬効があるといったので「十薬《じゅうやく》」の別名がついたとか——。薬効の多いことで有名です。

葉には独特の匂いがありますが、その成分にはとても**強い抗菌力があり、傷、腫《は》れ物、痔にも**使われています。天日干しでよく乾燥させてから煎じて飲むと、**便通改善、利尿、解熱、解毒《げどく》、高血圧などに効果**があるとされていましたが、昔は、どんな成分が効くのかわからぬまま、多くの病状に合わせて重宝していたのです。

臭気成分のデカノイルアセトアルデヒドやラウリルアルデヒドなどを含み、デカノイルアセトアルデヒドに抗菌作用や抗カビ性が、クエルシトリンには利尿作用や動脈硬化の予防作用があります。

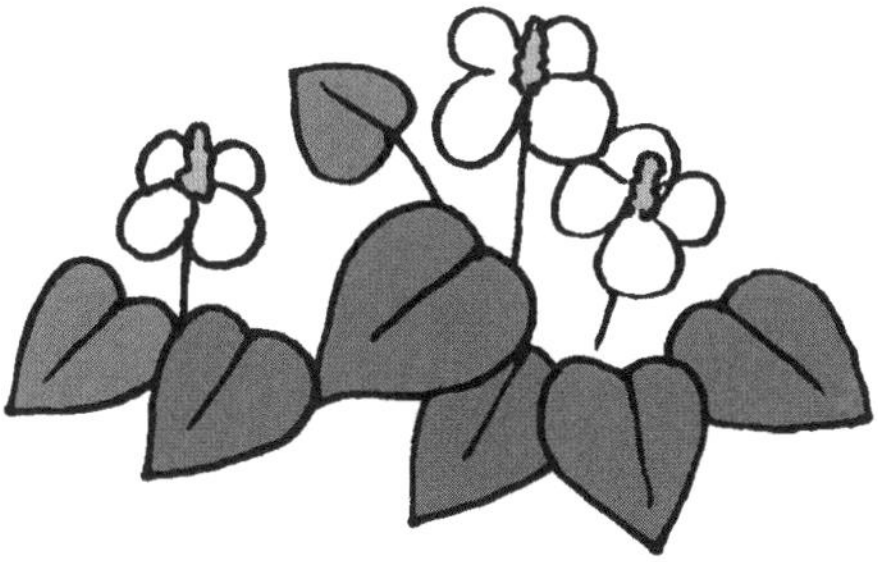

◆ローズマリー／花粉症改善効果、抗菌作用など

片隅には、ローズマリーも繁茂しています。料理のスパイスやアロマオイルにも使われていますが、太古の時代から薬用に用いられ、記憶力を高める効果があるといわれていました。薬効成分の網羅的探索が可能となり、**15種ぐらいの薬効成分が次々と**見つかりました。

主成分のロスマリン酸は花粉症改善効果と抗菌作用、カルノシン酸には発がんに対する抑制作用、記憶力を改善する作用、神経細胞の維持に重要な神経成長因子の生成を高める効果、アルツハイマー型認知症進行を改善する可能性もあるとの報告がされています。抗酸化、抗糖化、抗老化効果も揃っており、素晴らしいです。至《いた》れり尽《つ》くせり、万能ですね。

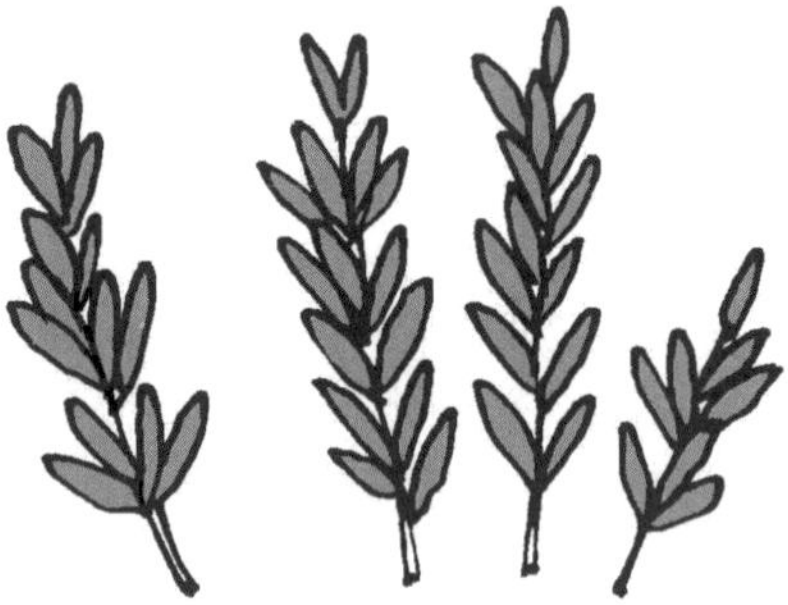

◆オリーブ／ポリフェノールは赤ワインの2倍

オリーブは2本あります。果実から取れるオリーブオイルが有名ですが、オリーブの葉も果実と同様に**鉄分、カルシウム、ビタミンE、オレイン酸、エレノール酸なども豊富**——。葉の薬用効果は凄いのです。

葉に含まれる**ポリフェノールは赤ワインの2.2倍、緑茶の3.3倍も**あり、オレウロペインというポリフェノールは非常に優れた抗菌作用や抗酸化《こうさんか》作用を持っているので、風邪やインフルエンザの予防に有用です。さらに、血圧やコレステロール値、血糖値を下げ、心筋梗塞《しんきんこうそく》や脳卒中、糖尿病などの生活習慣病のリスクも軽減してくれます。ほかにも殺菌・解熱作用があるヒドロキシチロソールというポリフェノールも含まれています。

また、オレウロペインにはコラーゲンの生成を補助する働きもあります。抗酸化作用がシミの原因となるメラニンの生成を抑えるので、若々しさを維持するという点でも効果的です。その他、活性酸素抑制、抗炎症、利尿作用などもあります。

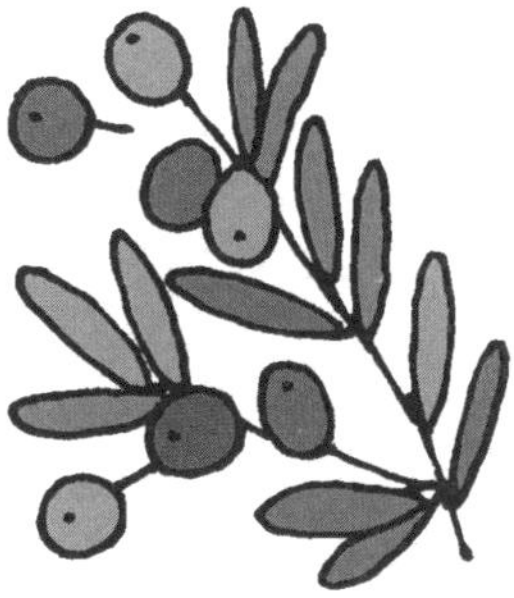

14 水素と一酸化窒素（NO）は救世主となるか ——NOガスで血流向上

水素元素（H）は宇宙が始まった直後に誕生し、酸素（O）と結びついて水（H_2O）として生命維持に貢献しています。酸素も生存に不可欠ですが、体内の代謝《たいしゃ》過程で活性酸素やフリーラジカルとなります。それらをうまく制御できなければ、脂質、タンパク質、酵素《こうそ》、核酸などを攻撃し、強い組織障害を引き起こしますので、臓器不全や生活習慣病、老化やがんの原因にもなります。

水素は、最も毒性の強い活性酸素ヒドロキシラジカルのみを消去し、時には有用に働く活性酸素には作用しないことから、いろいろな領域で活用されています。一例として、広島大学医学部移植外科グループのマウスを使った実験があります。マウスの肝臓の血流を70分止めると、血流を再開しても80％が死んでしまいます。

これは、血流が戻り酸素が再供給されるとき、毒性の強い活性酸素が発生して肝細胞を破壊し、重い肝障害が起こるからです。ところが、水素で飽和した電解質液をマウスの腹腔《ふくくう》内（お腹《なか》）に流してやると、水素は容易に血液に溶け込み肝臓に届いて、血流を再開すると１００％生存するのです。

臓器移植などでは、取り出した臓器は血流が停止した状態が一定時間続きますので、その対策が非常に大切です。かつて、私も肝移植の際はビタミンＥやＣＱ10投与など、いろいろな活性酸素消去剤を試みましたが、ここまでの好成績は得られませんでした。水素を活用することで、主要臓器手術、臓器移植などをより安全にできますし、透析《とうせき》療法、呼吸器疾患、脳梗塞《のうこうそく》や心筋梗塞《しんきんこうそく》、老化やがん、生活習慣病への効果も、ある程度期待できそうです。水素以外にも一酸化窒素（ＮＯ）、硫化水素（H_2S）、一酸化炭素（ＣＯ）など気体で細胞保護作用を持つものが次々に見つかっており、どう活用していくか楽しみです。

水素サプリメントはブームとなっており、**錠剤から水素水、水素入浴剤など**ありますし、最近は安価で簡便な**水素ガス発生器やポケットに入る小型水素吸入器も**できています。手軽に**水素水、水素風呂**で水素吸入も楽しめ、心身を癒やし、くつろぐことも可能です。

それに、食物繊維、オリゴ糖、ターメリック、ニンニク、タマネギなどを摂取すると、腸内細菌から水素ガスや一酸化窒素などの産生も増えるとか。脳をはじめ全身に拡散して広範な組織・臓器の機能改善も期待できるようです。今後の研究発展が待たれます。

第2章

呼吸をととのえる

——調息(呼吸法)

土肥式 自己治癒力覚醒法——呼吸編

ちゃんとした呼吸をすることは極めて大切、呼吸を止めれば、人は死にます。そして呼吸は、命ある限りの労苦、四苦八苦の始まりでもあります。

血中の糖質（グルコース）は細胞内に取り込まれると、分解されてミトコンドリアに送られます。ミトコンドリアは呼吸することで取り込んだ酸素を活用し、最終的には、クエン酸回路や電子伝達系で1分子のグルコースから38分子の高エネルギー物質ＡＴＰが産生されます。全細胞および組織は、そのＡＴＰエネルギーを使って生命を維持しているのです。

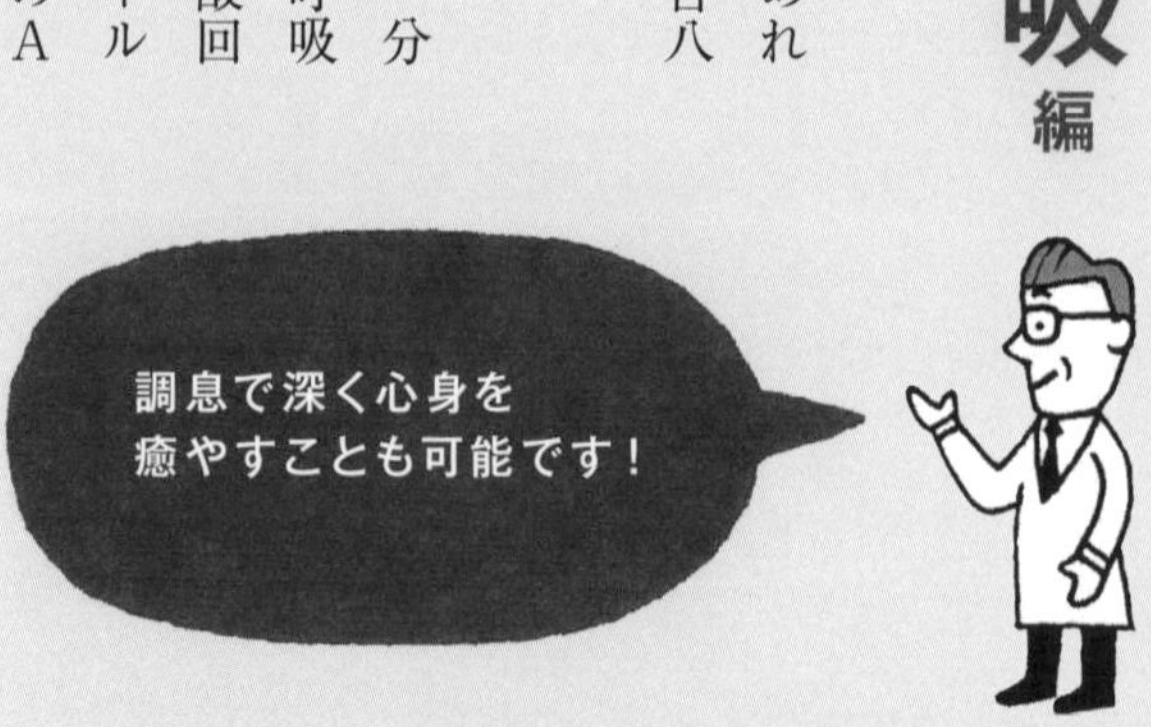

同時に、その過程で産生された炭酸ガスは肺に運ばれ、呼気時に廃物として体外に排出されます。呼吸によって酸素を取り入れ、炭酸ガスを排出する。ミトコンドリアと呼吸、これが命の存続の要といわれる所以《ゆえん》ですね。

呼吸のリズムや深さは、特に意識しなくても、自律神経によってコントロールされています。そのおかげで、寝ていても、たとえ軽い意識障害があったとしても、呼吸が停止することはないのです。同時に、自分の意志とイメージで、ある程度は呼吸の速さや深さを変えたり、短時間止めたりすることができます。これを、**調息《ちょうそく》（呼吸法）**といいます。

調息の基本は、**姿勢を正して座り、呼吸をととのえ、心身を落ち着けること**です。呼吸を自由に操れる人は、体も心もある程度コントロールすることができ、それにより、深く心身を癒すことも可能になります。

ここで、私が1日の始まりに行っている調息などの一例を紹介しましょう。でも日によって、強弱や緩急をつけたりとさまざま——いい加減です。

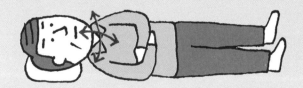

1

目覚めたらまず水分を摂り、ベッドに横たわったままで、大きく瞬きして開眼閉眼する。あごを上下、左右に動かす。

▼

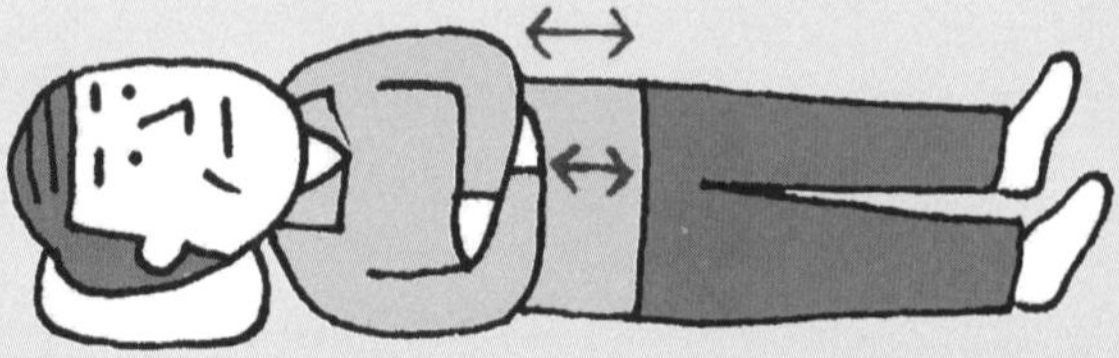

2

セルフハグ（自分で自分を抱きしめる）をしながら、小刻みに体をゆすります。

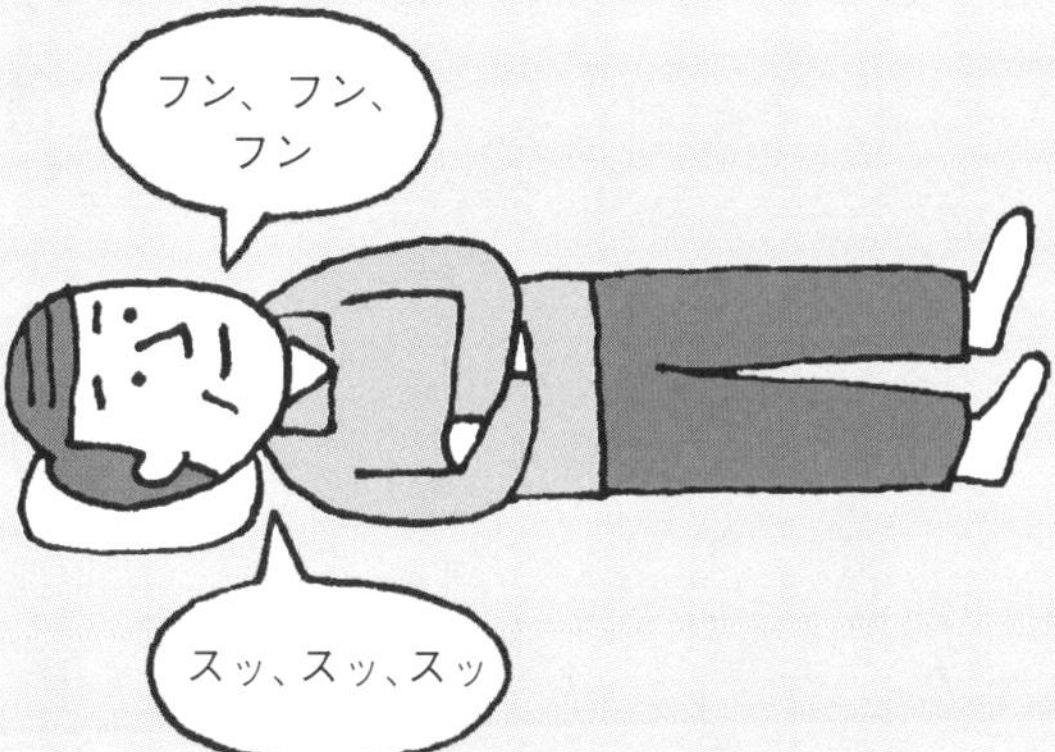

3

同時に、生返事をするような感じで、「フン、フン、フン」と小刻みに断続的に息を吐き続ける、吸い続ける刻む深呼吸法を 5 分行う。

▼

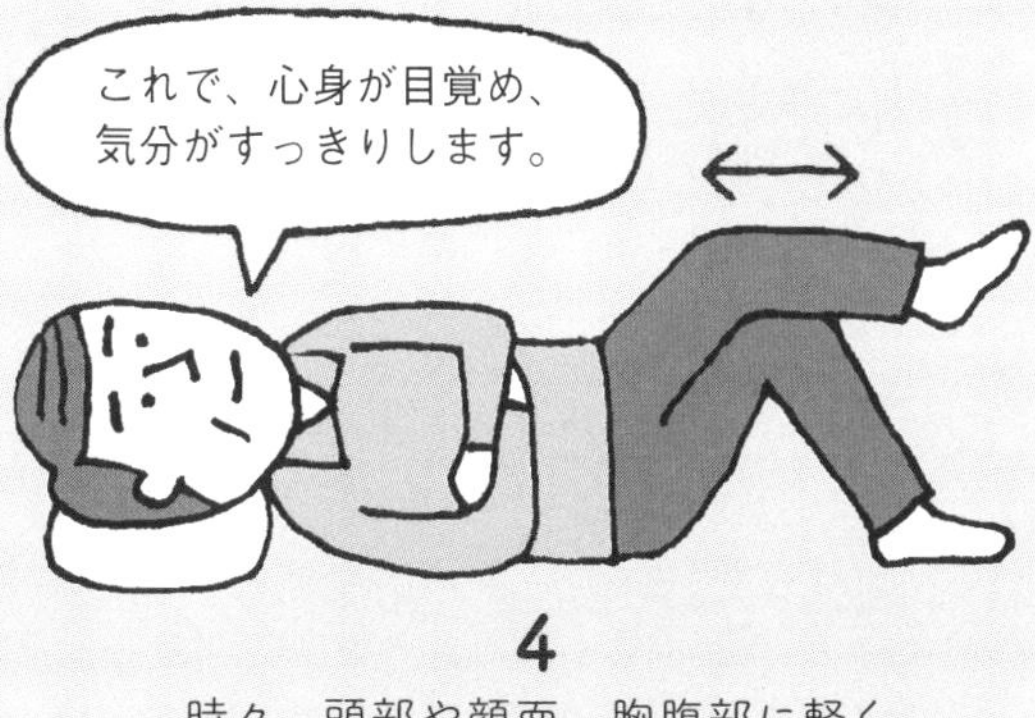

4

時々、頭部や顔面、胸腹部に軽くタッピングしたり、ふくらはぎを反対の膝で擦ったりすると、完全に覚醒し、交感神経が優位の活動ムードに。

15 調息（呼吸法）に取り組む前に

調息《ちょうそく》のやり方を紹介する前に、基本的な心構えについてお話ししておきます。

まず、大切なことは、普段から鼻や口の中を清潔に保つことです。そのためには、次のことに留意しましょう。

1 目や耳、鼻に異常がないか、時折、医師のチェックを受ける
2 日頃から口腔《こうくう》ケアを心がけ、うがいや歯磨きなどをきちんと行う
3 喫煙者は禁煙を心がける

新型コロナウイルス感染予防にも役立ちます。大気も口・鼻も清浄でなければ、どんなに調息に取り組んでも、効果は半減してしまいます。

また、口腔内が汚れていると、肺炎や胃炎などを引き起こし、命を縮める恐れがあります。特に、高齢の方は誤嚥《ごえん》が起こりやすいので、鼻や口を清潔に保つことがとても大切です。同時に、ハミング呼吸、うがい、舌運動などを活用して、喉《のど》を少しでも鍛えるようにしましょう。具体的な方法については、後で詳しく述べます。

呼吸を自由に操れるようになると、自律神経や脳・心肺機能をある程度コントロールできるようになります。そうなると、ご自身の心身や生体《せいたい》エネルギーのコントロールもできるようになるかもしれませんね。

ヨガ、気功、導引法（深呼吸法と関節の屈伸や摩擦法などを併用した一種の養生・治療法）、瞑想《めいそう》などの領域でも、調息は大切な技法で、生命エネルギーの活性や超常能力開発などにも活用されています。

16 腹式深呼吸法のすすめ

第１部で、自律神経について詳しくお話ししましたが、呼吸法と自律神経は深いかかわりがあります。自律神経はシーソーのように、交感神経と副交感神経というかなり作用の相反する２つの神経から成り立っています。

交感神経は、活動や緊張・ストレスがかかる状態のときに優位になり、副交感神経は休息やリラックス状態にあるときに優位になります。普段は、この２つの神経が無意識のうちにうまくコントロールされて、体の機能を健全に維持しています。

ですが、交感神経と副交感神経のバランスが乱れ、交感神経優位の状態が長く続くと、不眠、頭痛、動悸《どうき》、不整脈、倦怠感《けんたいかん》、食欲低下、そして、あまり起こりませんが副交感神経優位が続き過ぎると、無気力、うつ、自己免疫《めんえき》疾患などの不調が起こってきます。

呼吸も普段、無意識に行われていますが、短く浅い呼吸が多いと思います。緊張やストレスが加わると呼吸はさらに浅くなって、交感神経がより優位になり、副交感神経とのバランスが崩れやすくなります。このような状態では免疫力が低下し、さまざまな病気にかかりやすくなります。

病気を遠ざけて健康を維持するには、深くゆっくりと呼吸する腹式深呼吸法を心がけて、自律神経の強化と、副交感神経がやや優位になるような自律神経のバランス調整をすることが重要です。

心身を癒すための調息《ちょうそく》・呼吸法は数多くありますが、次の「（1）～（5）の項」で、私が普段活用している調息法を5種類紹介します。

（1）腹式深呼吸

まず、鼻で息を吸いながらお腹《なか》を膨らませ、口から吐く息でお腹をへこませる**腹式深呼吸**を練習してみましょう。

腹式呼吸では、息を吸うときは、肋間は広がり肺の下にある横隔膜《おうかくまく》が下に移動し、空

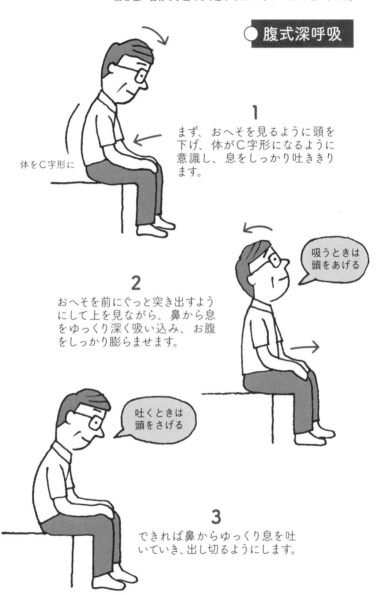

腹式深呼吸

1

まず、おへそを見るように頭を下げ、体がC字形になるように意識し、息をしっかり吐ききります。

2

おへそを前にぐっと突き出すようにして上を見ながら、鼻から息をゆっくり深く吸い込み、お腹をしっかり膨らませます。

3

できれば鼻からゆっくり息を吐いていき、出し切るようにします。

気が肺に入ってきます。吐くときには、肋骨《ろっこつ》も横隔膜も元に戻り、肺の中の空気も外に出されます。横隔膜には自律神経が集中しているので、意識してゆっくりと息を吐き続けると迷走神経を刺激し副交感神経が優位になり、リラックスできます。

また、年齢とともに肋軟骨《ろくなんこつ》や肋間筋《ろっかんきん》は硬くなっていくので、肋骨を動かすことで軟骨や筋肉を鍛えることができます。

では、椅子に腰かけて、鼻からゆっくり呼吸してみてください。

右ページのイラスト［1］から［3］までを、何度か繰り返してみてください。お腹が温かくなりませんか。

応用として、息を吸うときに「お腹に入れる」「胸に入れる」「脳に入れる」と思いながら、お腹、胸、脳を空気で満たし膨らませていくイメージで行い、息を吐くときは脳、胸部、腹部の順で吐き出すことをイメージしていくと、脳から胸・腹部領域まで活性化するでしょう。

ひと工夫するだけで、上級者用向けの脳胸腹式・深呼吸法になりますね。

（２）丹田《たんでん》呼吸

腹式深呼吸に慣れてきたら、次は、それをさらに深めた**丹田呼吸**を練習しましょう。丹田は、**お臍《へそ》の下10㎝くらいの所にあり、エネルギーセンター**といわれているようです。

椅子に座る、あるいは正座でもよいのですが、背筋はゆったり伸ばし、目線は正面へ。両手を軽く重ねて、下腹部に置きます。下腹部、慣れてきたら恥骨と尾骨の中間点あたりを意識しながらやってみてください。

これを行うことで、気功でいう「臍下《せいか》丹田」にあたり、ヨガでいう「第1、第2チャクラ（心身をコントロールし、重要なエネルギーの出入り口とされる所）」などが活性化され、下腹部が温かくなって、さらに元気が満ちるでしょう。

①息を吸い始めるタイミングで肛門を締め、吐くときには緩めることをイメージする。血圧が高めの方は、吐くとき締めて、吸うとき緩めるという逆のやり方がいいかも知れません。

②次に恥骨と尾骨の間に意識を置き、いつも下腹を少し膨らませた感じを維持しながら、呼吸を続ける。

（３）ハミング呼吸

鼻から息を吐くときに、鼻歌を歌う要領で**「フフ〜、フフフ〜フン」と長めのハミングをする呼吸法**です。

ハミング呼吸が上達すると、内分泌《ないぶんぴ》ホルモン分泌司令塔役の視床下部《ししょうかぶ》や脳下垂体《のうかすいたい》をはじめ、甲状腺《こうじょうせん》、胸腺《きょうせん》、副腎《ふくじん》、膵臓《すいぞう》などが刺激されホルモン分泌や血流が良くなり、気やエネルギーが動き始めます。オキシトシン・ドーパミン・エンドルフィン・一酸化窒素などが分泌され、至福感で心身が癒されます。

なお、耳鳴りのひどい方は、雑音に過敏な方が多いのです。「耳ひっぱり」（52ページ参照）を行った後、両手の手のひらで耳塞《ふさ》ぎをして、軽く耳こすりをしながら耳鳴りに近い音域でハミングすると、共鳴して治療効果も倍増します（「イヤーサウンドヒーリング・ロータス法」１９２ページ参照）。

やがて、耳鳴り音過敏症も軽快するようです。

ハミング呼吸

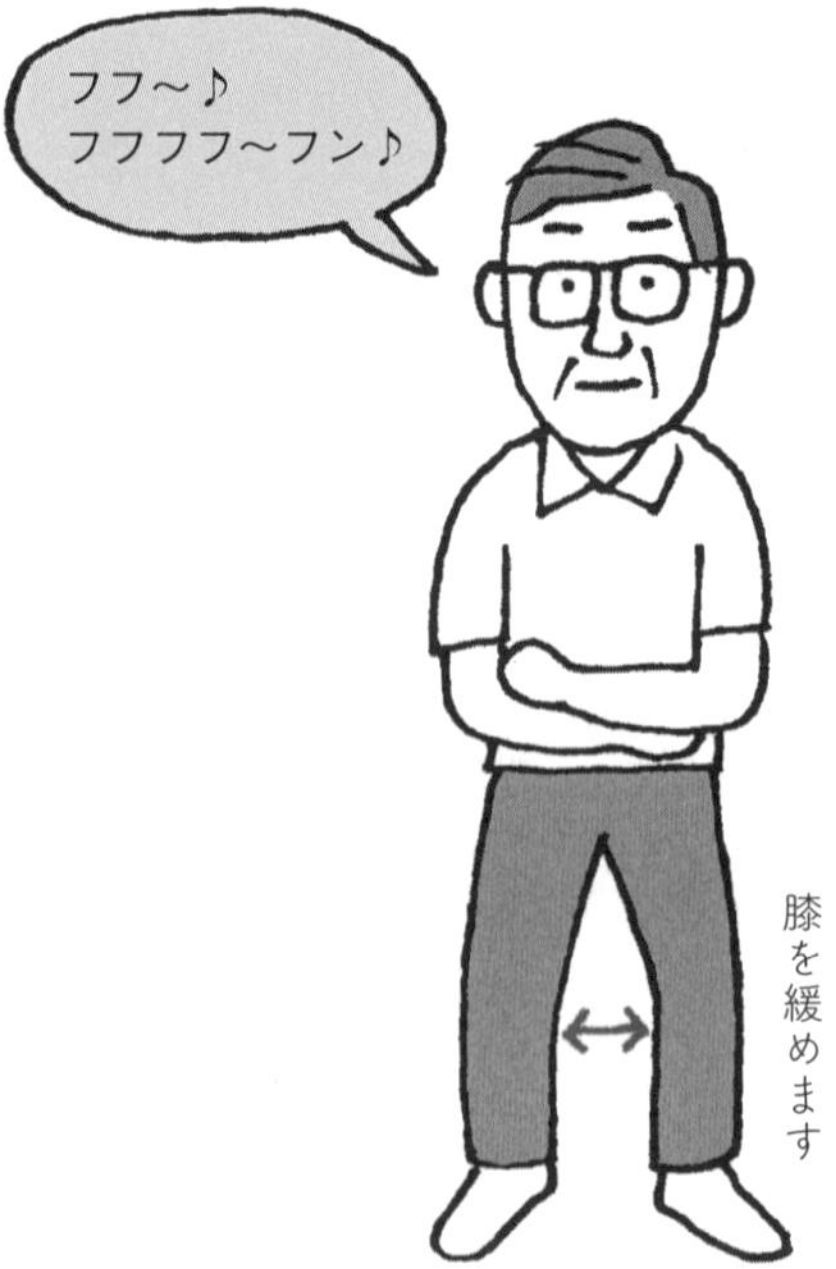

1

鼻から息を吐きながら高い音でハミングする。舌先は上歯列の裏に当てる。

すると、音振動は上昇し、脳や脳下垂体、目や鼻などが共振動して、活性化します。

2

次に、息を吐きながら強めの低い音でハミングする。舌先を下歯列の裏に当てる。

すると、音振動が喉から下降し、甲状腺や胸腺、心臓や肺の周辺までを刺激し、活性化します。
ハミング呼吸が上達すると、音振動が横隔膜や副腎あたりまで届き、刺激することができます。

（４）刻む深呼吸

セルフハグ・バイブレーション（１６０ページ参照）のときに使う呼吸法です。いつでもどこでもできて、簡単で有用な呼吸法で、上達すれば呼吸のリズムだけで、さまざまな動作の緩急も自在に制御できるようになります。すべて、鼻呼吸で行います。

次ページのイラスト［１］～［３］の繰り返しが刻む深呼吸です。リズムを変えて、速めたりゆっくりしたり、試しながら体感してみてください。「フー、フー」と伸ばしたり、「フン、フン、フン」と細かく刻んだり、自在に操れるようになるといいですね。

刻む深呼吸が習慣になると、胸郭が緩み肺活量も増加しますし、難度の高い循環呼吸法も容易に上達できます。

刻む深呼吸

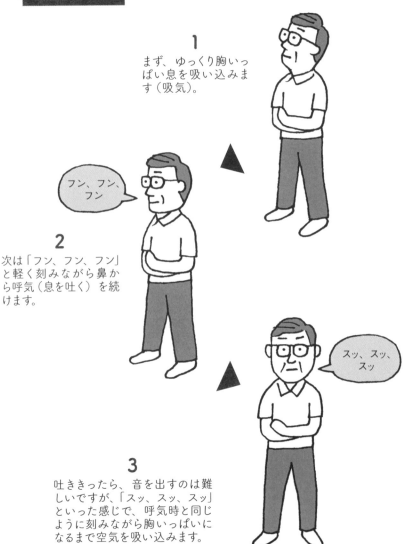

1

まず、ゆっくり胸いっぱい息を吸い込みます（吸気）。

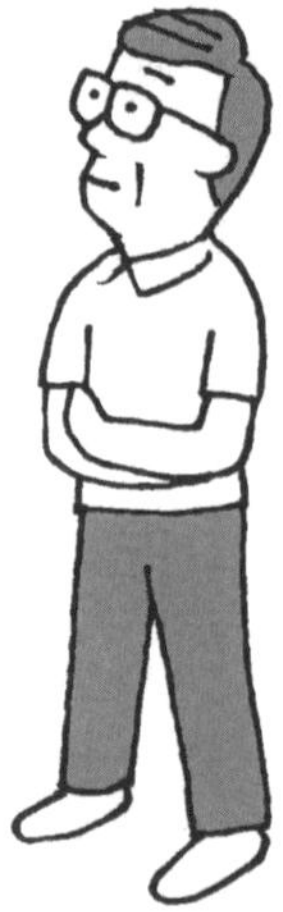

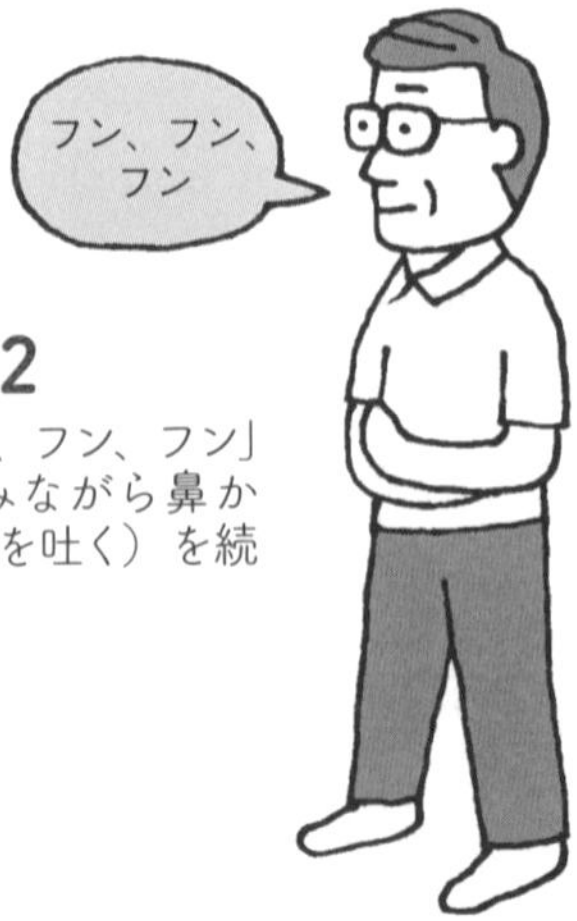

2

次は「フン、フン、フン」と軽く刻みながら鼻から呼気（息を吐く）を続けます。

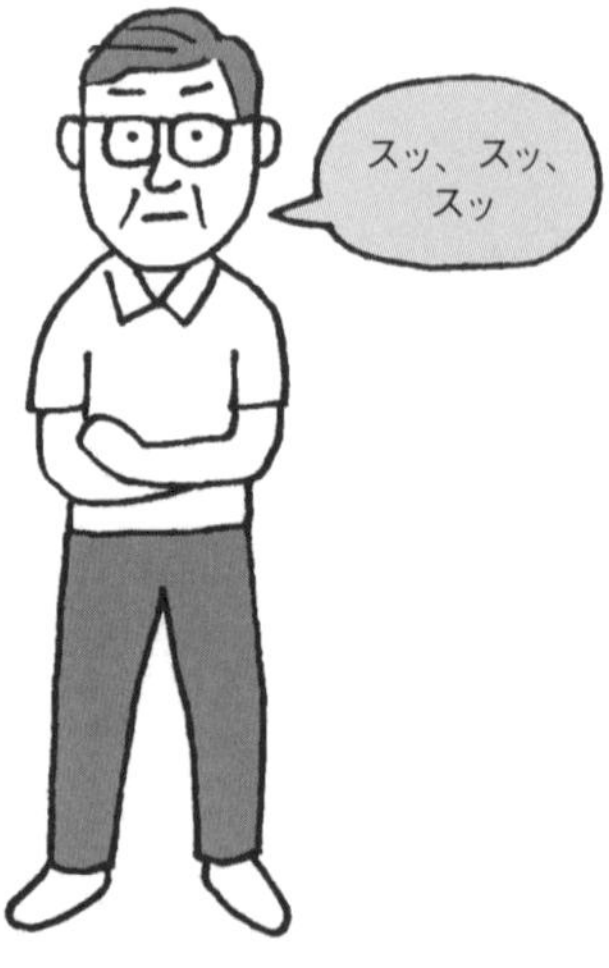

3

吐ききったら、音を出すのは難しいですが、「スッ、スッ、スッ」といった感じで、呼気時と同じように刻みながら胸いっぱいになるまで空気を吸い込みます。

（5）循環呼吸法

不老不死のための呼吸法の1つとして開発されたものですが、ここでは日常に使えるように工夫し、お伝えします。目が回ることもあり、最初は座るか、寝てする方が安全です。

循環呼吸とは、**連続して途切れることなく、「息を吸う」「息を吐く」を、心身に意識を巡らせながら続けていく呼吸**です。呼吸の深さや速度を変えながら、続けていきます。

口呼吸が習慣の方が多いですから、鼻から息を吸って鼻から吐く練習をされるといいですね。立ったまま、寝たまま、どちらでも構いません。呼吸の深さや速度を自在に変えて、心身に起こる変化を感じてみてください。

①「深・徐」の呼吸

深くゆっくり行う呼吸で、くつろぎをもたらします。

次ページのイラスト［1］～［2］を、できるだけ深くゆったりと繰り返します。**心身の隅々まで、呼吸中の変化を感じ取り、楽しむことが大切**です。そして、次第に速度を上げて、次の深・速呼吸に移ります。

○循環呼吸法

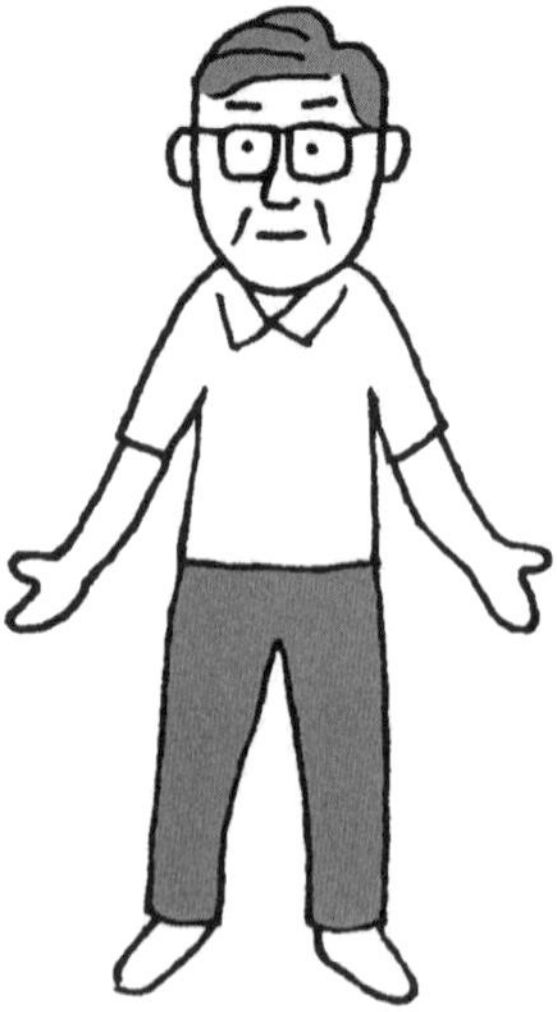

1

まず、鼻からしっかり息を吸い込みます。胸腹いっぱいに、限界までゆっくり吸い込みます。

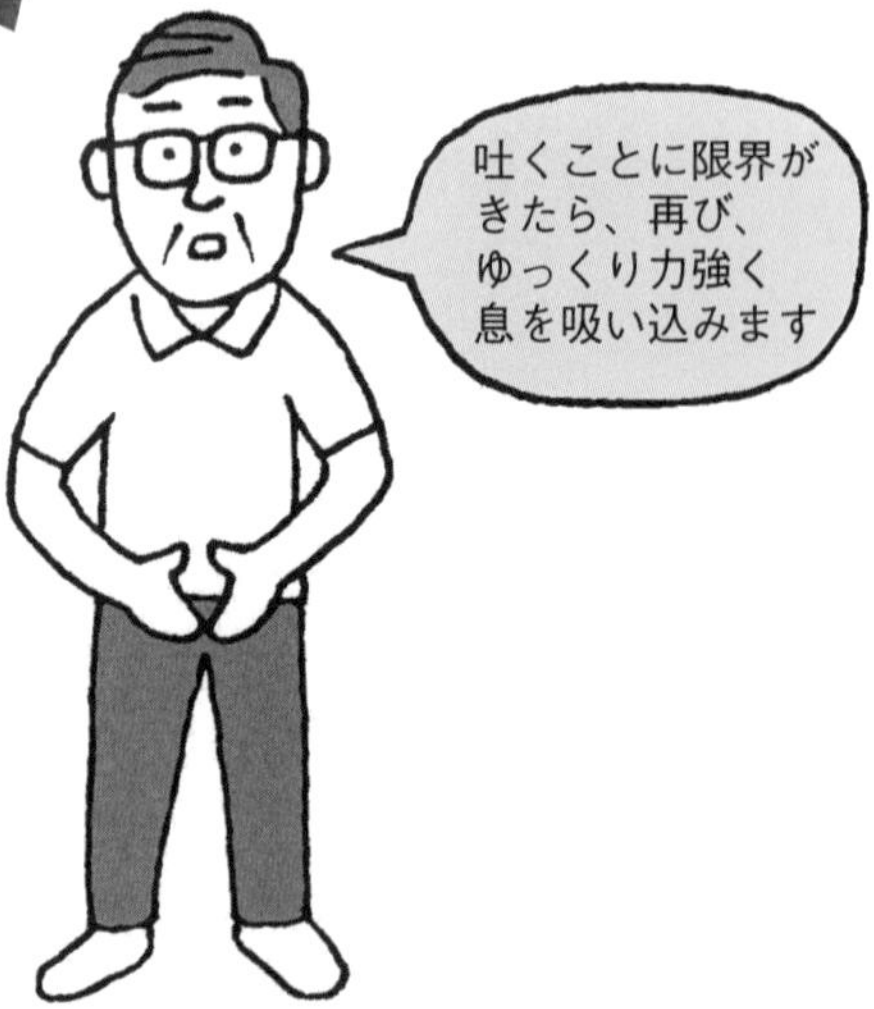
吐くことに限界がきたら、再び、ゆっくり力強く息を吸い込みます

2

吸うことに限界がきたら、息を吐きますが、吐こうと努力するのではなく、自然に息が出ていくのに任せてください。

②「深・速」の呼吸

深くゆったりとした呼吸を維持しながら、少しずつ呼吸速度を速めて、深くて速い呼吸に移行していきます。ヨガでいう「ふいごの呼吸」に近いでしょうか。速い呼吸になると、深さは自然に浅くなりますが、**それでも、深めで速く呼吸するという気持ち**でやります。

息を吸うときは、大気中のエネルギーをしっかり吸い込む、取り込むという意識を持つことが大切です。吐くときは、エネルギーだけは残し、空気が勝手に出ていく、という感覚を持つといいですね。これで、体内にエネルギーが充填《じゅうてん》されていき、元気が溜《た》まります。

呼吸の速度が上がるにつれ、浅い呼吸となり、次の浅・速呼吸に移ります。

③「浅・速」の呼吸

呼吸の速さをさらに上げていくと、どんどん浅くて速い呼吸になります。しっかり吸う、しっかり吐くつもりで。そして可能な限り呼吸を速め、浅・速呼吸を維持します。出産時の陣痛軽減にも活用される呼吸法です。

このときの呼吸は、**心身の不快や不調、痛みを感じる場所をしっかりと意識して**行います。その場所から息を吸いこんで吐く、というイメージで呼吸を続けてください。これがとても重要で、このイメージで浅く速い呼吸をすると、心身のさまざまな不安や痛みが軽減します。

浅・速呼吸の速度が落ち始めたら、少しずつ深い呼吸（深・速の呼吸）に移行し、やがて、深・徐呼吸に戻します。

息の深さと速度を、「①深・徐→②深・速→③浅・速→②深・速→①深・徐」と循環させていく呼吸法は、目覚めから就寝まで、いつでも、どこでも簡単にできる、本当に有用なツールです。行う時間は長くても短くても構いません。

こうした呼吸法で吸う息（吸気）は交感神経を、吐く息（呼気）は副交感神経を刺激し、自律神経がバランスよく強化されるのです。**ゆっくり深い呼吸を心がける**と、副交感神経がやや優位な状態となり、素晴らしいくつろぎと癒しをもたらしてくれます。

これらの呼吸法に取り組む上で大切なことは、**宇宙や天地につながる、その波動エネ**

ルギーを取り入れるなど、さまざまなイメージを付加しながら試してみること、そして、自分の心身に起こる変化を細かく素直に感じ取り、楽しむことです。

呼吸によって胸腹部の臓器に負荷をかけて動かすこともできます。呼吸法は重要なエネルギー活性法、運動療法の１つですね。心身を癒すために、今からでも、ぜひ実践してみてください。

第3章

心をととのえる

——調心

土肥式 自己治癒力覚醒法——調心編

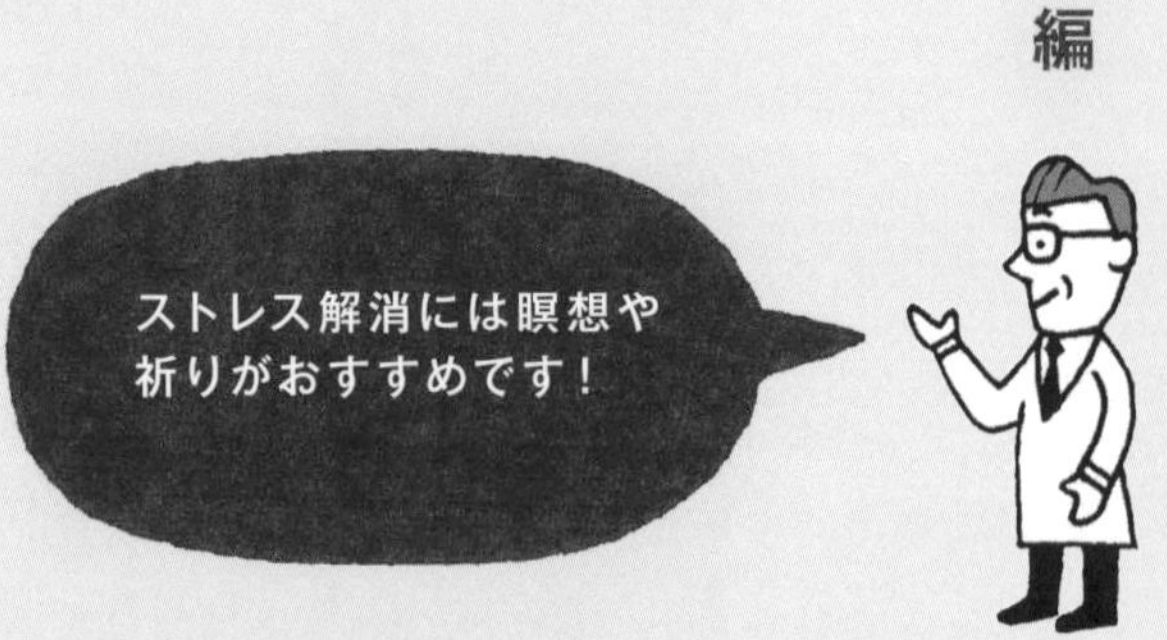
ストレス解消には瞑想や
祈りがおすすめです！

心と体は一体ですから、心から身を癒やすことも、体から心を癒すことも可能です。**心身の癒しに瞑想《めいそう》や祈りはおすすめ**です。毎日お経を唱える方は、それだけでボケ防止になり、心も安らかで心肺機能も向上し、寿命が延びると思います。ご先祖の神仏、自分の臓器などにも感謝し、「神さま仏さま、心臓さん、肝臓さんありがとう」というだけでご利益があり、臓器も喜んで頑張ってくれるでしょう。

何千年もの間、人類は飢饉、疫病、感染症、そして戦争で膨大な数の人を失ってきました。ですから、日々平和で、なんとか食事を摂ることができて健康だったら、ほとんどの人たちが「ありがたい」「幸福だ」と神さまや仏さまに感謝していたものです。

ところが、現在の日本は、第２次世界大戦以降、戦争もなく飢えを知らない飽食過食の日々。そして、誰でも平等に先進医療が受けられます。戦中戦後を体験した昔の人から見ると、平和で飢えも知らず健康に暮らせる、幸せいっぱいの国だと思います。

しかし、国内の年間自殺者数（警察庁統計）は２００３年にはピークの３万４４２７人、大分改善してきた２０１８年でも２万８４０人、世界17位の自殺大国です。２０１９年にはやっと2万人弱に。でもコロナ禍のストレスで増加が心配ですね。自殺の原因は、１位が健康問題の50％、２位が経済・生活問題16％、３位が家庭問題15％で、多くのストレス要因が絡んでいるように思います。

ストレスが活力始動のスイッチになることもあります。でも持続するストレスは万病の元です。**ストレス対策には調心**や、次の項でお話しする**調身の活用がおすすめ**です。

私の場合、ストレスが溜《た》まっているときは、いい思い出にみちた音楽を聞く、同時にラベンダーやカモミール、ユーカリなどアロマを少量手のひらに落とし、擦《こす》り合わせながら香りを楽しむ。そして、「耳ひっぱり」「耳こすり」もします。副交感神経が活性化し始め、頭頸部《とうけいぶ》から背筋、胸、お腹《なか》あたりまで温かくなり、深いくつろぎに浸れます。

就寝時には、「ご苦労さん」「ありがとう」と言いながら、心臓やお臍《へそ》あたりを擦《さす》ると、体が温かくなって眠くなります。眠れないときは気にせず、難しい本を選んで読みながら、眠気がやってくるのを待ちます。眠れないことに罪悪感を持つと、それが強いストレスになってしまいます。

そんなときには、次の「調身の項」でお話しする、ベッドでできるセルフヒーリング法から、眠りにつながるボディーワークを選んで行うことがあります。

17 心が病めば体が、体が病めば心も傷つく

心身一如《しんしんいちにょ》といわれるように、心と体は一体です。身と心はそれぞれが単体で存在するのでなく、お互いに作用し合いながらつながっているもの。**心が病めば体も衰えますし、体が病めば心も傷つきます。**病気の大半はストレスから、といってもいいかもしれません。生きていると、心配や不安、不満と怒り、怯えや恐怖などを引き起こす出来事や人間関係、嬉しくない会話や不快な情報にも取り囲まれます。21世紀になってからも、人は誰でも思っている以上のストレスを受けているものです。

生きていくとき、時折の軽いストレスは交感神経にスイッチを入れてくれ、副交感神経にも伝わり、自律神経全体が強化調整されます。いいスパイスです。しかし強いストレスに晒《さら》されると、人は心配や不安、不満と怒り、恐怖などネガティブな感情にさいなまれ、

「怒りは肝、苦は心、憂いは脾、悲は肺、怖れは腎《じん》を破る」などといわれるように、心身に強い傷跡を残し、主要臓器の調子も悪くなります。

弱いストレスでも長期間続くと、ちょっとしたことで怒りが爆発したり、逆にうれしいこと、幸せなことが訪れても素直に受け入れられなかったり、かえって不安、うつ状態や不眠症になったりして、心の扉を閉じてしまうことまで起こります。ひどい場合は、「自分を愛せない、他人を愛せない、他からの愛も受け入れない」という三愛《さんあい》拒絶状態に陥ることもあります。

そうなると心療内科や精神神経科を受診し、暗示や催眠などの心理療法、抗うつ剤や不眠薬などの薬物治療が必要とされ、薬物依存症のリスクまで生じます。

また、心だけ特化して癒すことは結構難しいことです。何度もお話ししていますが、心と体は一体ですから、**心と身のどちらかを癒すことで、心身すべての癒しにつながる**ということを、心に留めておかれるといいですね。

では、次の項からストレスへの対処法について、少しずつお話ししていきます。

18 ストレスへの対処法――心身のケアと癒し

ストレスに対処する補完療法としては、気の使い方、考え方、心の持ち方など、調心絡みの技法がある程度有効です。ストレスを受けないように、「かわす」「逃避する」「受けても平気になれる耐久性をつける」などの方法が考えられます。まずは、簡単なことから始めるとよいでしょう。

その１つが、新聞、テレビ、ＳＮＳ上にあふれている**不満、妬《ねた》み、怒りなどのネガティブな情報を、見聞きしないように心がけること**です。そして、親しい友人をはじめさまざまな方と交流したり、カラオケやお笑いを楽しんだり、信頼できる方にハグしてもらって大泣きするだけでも、心が晴れると思います。さらに、笑顔を意識的に作るだけでも良いですし、信心深い方は、ご先祖や神さま仏さまに感謝して祈ったり、読経《どきょう》したりするのも良いですね。

もう1つは、自律神経系の簡単強化法として「耳ひっぱり」「耳こすり」「爪もみ」（52ページ参照）、「イヤーサウンドヒーリング・ロータス法」（192ページ参照）を紹介していますが、簡単にでき、体だけでなく心も癒されたという方も少なくありません。

自然災害などの緊急事態時には、逃げるか留まるかの決断、それが、生きるか死ぬかのわかれ道になることもあります。繰り返しになりますが、このような危機対応は、自律神経のうち交感神経が受け持ち、危機が去った後、ストレスを逃がしてくつろぎの安息をもたらすのが副交感神経の役割です。

日頃から自律神経系を強化しておくこと、意識して交感神経と副交感神経をバランス良く働くようにしておくことが、極めて大切なのです。大災害などの後に見られる、深い精神的トラウマが生じるのを容易に防止したり、軽減させたりすることにつながります。

19

「ありがとう」「愛しています」を習慣化しよう

　スマートフォンに語りかければ何でも応えてくれる時代ですが、改めて言葉のパワーや言霊《ことだま》を見直してみることも良いのではないでしょうか。言霊は、古代の日本で、言葉に宿っていると信じられていた不思議な霊力で、口に出した言葉通りの結果をもたらす力があるとされていました。

　体、特に脳は、言葉の繰り返しに強く反応しますから、ハワイの伝統的な癒し技法であるホ・オポノポノのように「世界に起こることはすべて自分の責任」と考え、**何が起こっても「ごめんなさい」「許してください」「ありがとう」「愛しています」と、自分に語りかけてみる**のも良いと思います。

　あるいは、ご先祖などの神仏、自分の臓器などにも感謝し、「神さま、仏さま、ご先祖

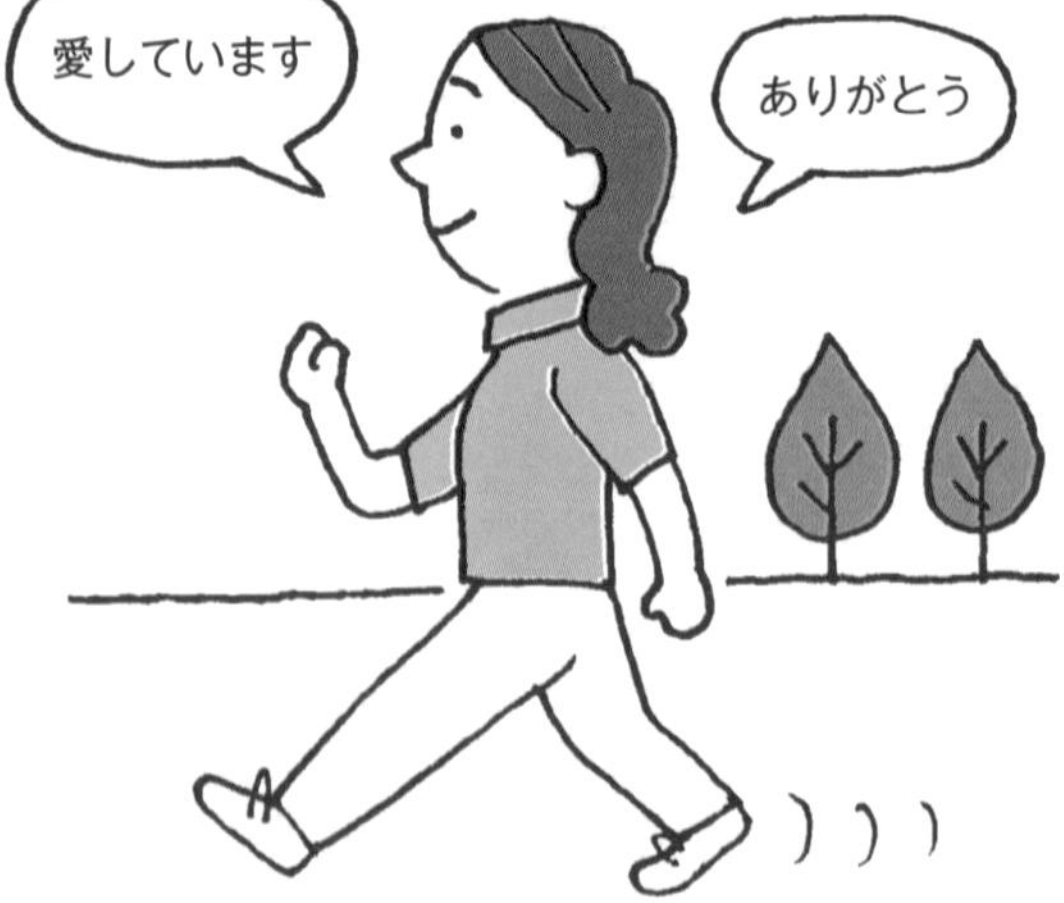

のおじいちゃん、おばあちゃん、心臓さん、肝臓さん。ありがとうございます」などと声をかければ、あなたの臓器もきっと喜んで頑張ってくれることでしょう。

ウォーキングしながら1歩ずつ、「ありがとう」「愛しています」と口に出して言うだけで、1日に1万歩ぐらい歩く人は1万回言うことになり、100日で100万回です。100万回で奇跡が起きますね。

その昔、若き日の空海さんは室戸岬の祠《ほこら》にこもり、虚空蔵求聞持法《こくうぞうぐもんじほう》という秘法修行をしています。身口意一定《しんくういいちじょう》の作法のもと、瞑想《めいそう》とともに印を組み、真言「ノウボウ アキャシャキャラバヤ オンアリキャ マリボリソワカ」を1日1万回、100日間かけて100万回唱えることを達成して、超人的能力を得たそうです。私も若いころ、トライしましたが3日と続かず、無念でした。

「ありがとう」を言うことを習慣化するだけでも、幸福を感じる閾値《いきち》*がどんどん下がります。そして、**日常の些細な事にも、ふと喜びや幸せを感じられるように**なったら、もう大丈夫です。「自分を愛せない」「他人を愛せない」「他からの愛も受け入れない」三愛《さんあい》拒絶から、「自分を愛せる」「他人を愛せる」「他からの愛を受け入れる」三愛受容人間に戻れます。

まずは、やってみることです。言霊で、奇跡が起こりそうですね。

＊**閾値**／生体《せいたい》に感覚や反応、興奮を引き起こさせるのに必要な最小の刺激の強さの値。

20 やさしい瞑想のすすめ

調心に役立つ瞑想《めいそう》には、数息法《すうそくほう》、坐禅《ざぜん》、ヨガ瞑想法などさまざまありますが、難しいと思われがちです。でも〝無念《むねん》〟〝無想《むそう》〟などと難しく考える必要はありません。ご先祖や神仏に感謝し、祈ったり読経《どきょう》したりするのも良いですし、般若心経《はんにゃしんぎょう》を唱える、あるいは最後の咒（じゅ、まじない）「ぎゃてい、ぎゃてい　はらぎゃてい、はらそーぎゃてい　ぼじそわか」だけを、常時唱えるだけでも心が安らぎます。

「自分と宇宙を知る」「人はどこから来て、何をして、どこに行くのか」などを考えながら、「宇宙瞑想」するのも良さそうですね。そのためには、**「宇宙と自分が一体である」と実感できるようになること**です。

まずは、**自分の感情、思い、心身に意識を向ける。**そして、体を構成している主要生《せい》体《たい》元素の水素、酸素、炭素、リン、カルシウム、窒素がどのような旅をしてここまでたどり着いたのかに、思いを馳せてみましょう。

元素の一番古株は、水素元素――。１３８億年前の宇宙創世記にヘリウムをお供にして誕生し、最初の星創りに加わり、銀河、太陽、地球などを連綿と巡り、やがて生命の連鎖を経て私たちにたどり着いたのです。また、酸素、炭素、リン、カルシウム、窒素などはすべて、水素元素が高温高圧の中で生み出した子孫で、水素と同じく宇宙をめぐる長旅をしてきたのです。

ですから、体内の水素元素は約１３８億歳、そして、その水素を使って構成されている私たちも１３８億歳であるともいえます。宇宙と同じ寿命、いわば永遠不滅なのです。そのように意識を広げていけば、私たちは壮大な宇宙の一部、そして、宇宙もまた私たちの一部と感じられるかもしれません。

人は壮大な宇宙から生まれ、やがてまた元素に戻り宇宙に還っていく――。
宇宙も無から誕生し、超絶的な拡張と営みを続け、やがて未来永劫には無へ還る――。

似たようなものだと思えませんか。

このように、視点を高めて視野も拡大し、瞑想を楽しんでみるだけでも、気持ちが大らかになり、少々のストレスぐらいではクヨクヨしなくなることでしょう。

最近流行の水素風呂に入って「オーム」と唱えたり、ハミングしながら「耳ひっぱり」「耳こすり」をする。そして、ゆったり宇宙瞑想しながら生きとし生けるもの、山川草木《さんせんそうもく》、森羅万象《しんらばんしょう》に深謝してみるのもいいですね。身も心も深く癒され、至福のひと時になりそう、おすすめですね。

第4章

体をととのえる
——調身（運動療法）

土肥式 自己治癒力覚醒法——調身編

「心身一如《しんしんいちにょ》」——。この言葉が示すように、心が病めば体も衰えますし、体が病めば心も傷つきます。

逆に、**心と体、どちらから癒しても心身すべての癒し——調心・調身につながっていく**のです。ただ、私は昔は体育会系、そして外科医ですから、誰でもできて即効性のある調身から取り組まれることを、おすすめしています。

まず、私が仕事で疲れたときに行っている調身法の一例をご紹介します。この後に述べる、立位の４法をざっと短時間でやるようにしていますが、もっと短く疲れが取れる足指・足背こすりと耳こすり（52ページ参照）のような簡便法もあります。

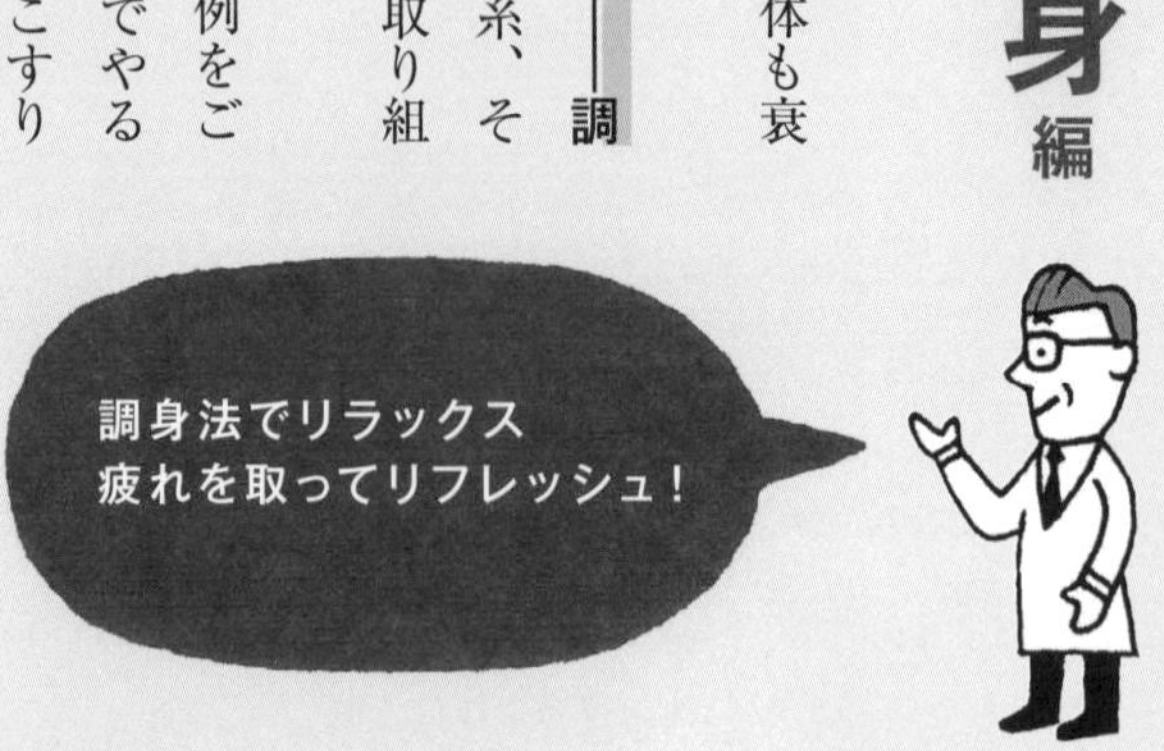
調身法でリラックス
疲れを取ってリフレッシュ！

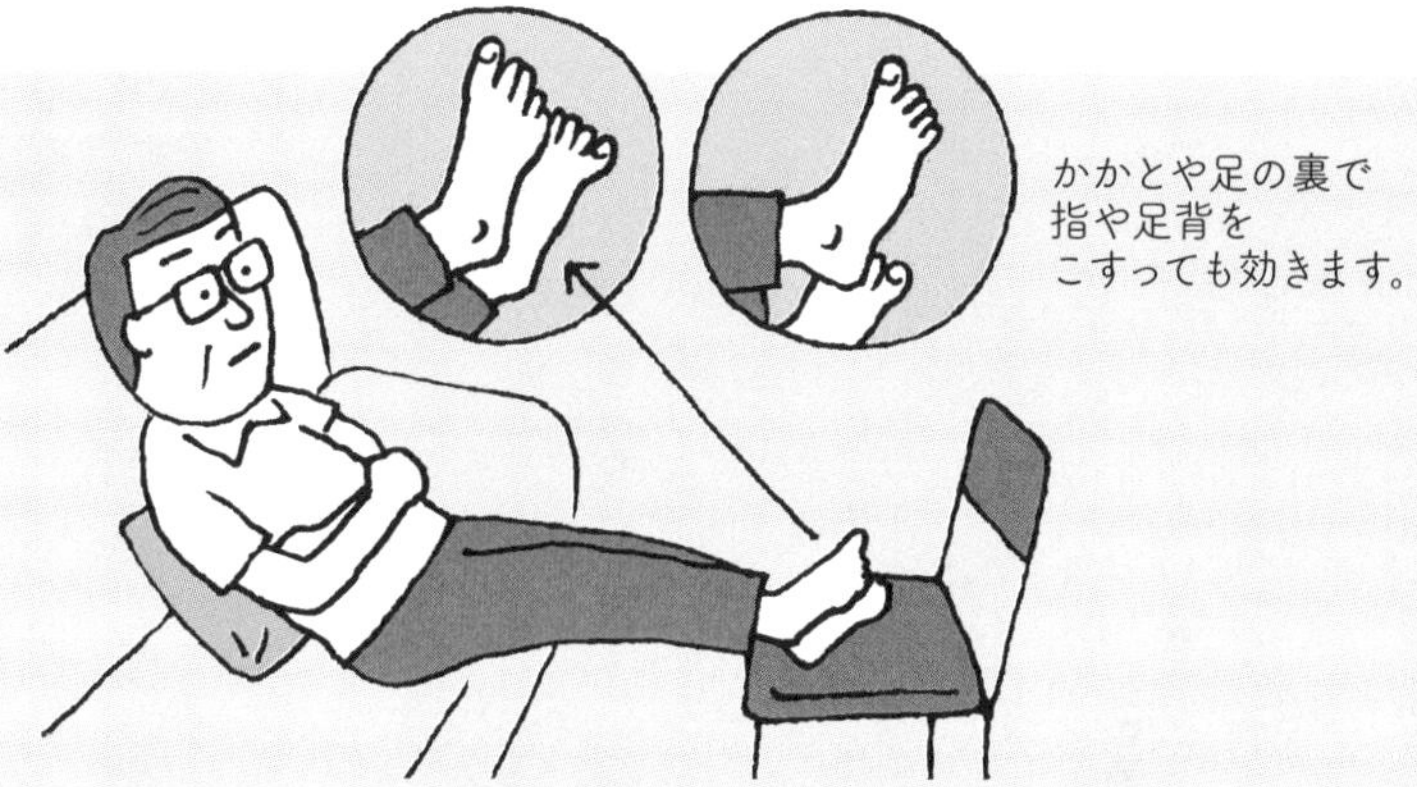
かかとや足の裏で
指や足背を
こすっても効きます。

1

ソファに横たわる、あるいは椅子に腰かけたまま、背もたれに体を預けて、両足を椅子や机の端に上げる。片方の足の小指の外側を、もう一方の親指側から指の間に入れて、順にこすっていきます。

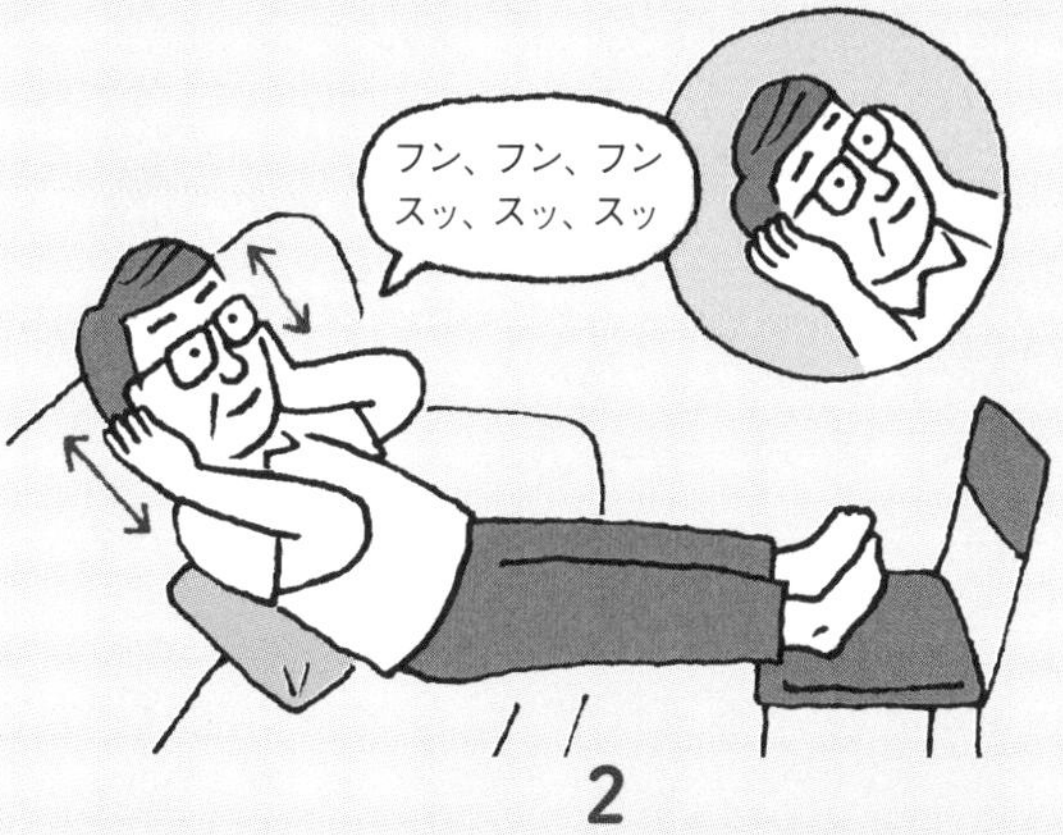
フン、フン、フン
スッ、スッ、スッ

2

加えて、両耳に手のひらを被せ、頭頸部を軽く上下に揺すって、バイブレーションをかける。呼吸は刻む呼吸法、最後は、ゆっくり深呼吸してくつろぎを楽しみます。

これらは、経絡刺激やリラックス効果に加えて、疲れ取り、リフレッシュ、下肢の疲れや張りの軽減、むくみ防止になります。

21 脊髄と脳の神経を活性化して心身を癒す

調身に使える技法は、整体、ヨガ、気功、太極拳など、数多くあります。私も、セルフヒーリング（自分で自分を癒す）にはいろいろな手技を使いますが、健康法としての汎用性と有効性を重視して選んだ技法を紹介します。

これは、脊髄神経、脳神経、そして自律神経を活性化するための技法です。これらの神経ネットワークは、全身の隅々まで張りめぐらされていますから、細胞や組織、臓器を刺激調整できますし、取り組んでいる最中には、脳の視床下部《ししょうかぶ》から幸福ホルモンのオキシトシン、筋肉・骨からマイオカイン（アイシリン）、オステオカルシンなどのメッセージ物質も産生され、脳や心肺、肝、膵《すい》、腎《じん》の機能の改善に関与するといわれています。

ですから、**簡便で最強の調身法**といってもいいかと思います。

まず、「立位でできる操体法（土肥式）４種」を紹介します。これは、脊髄神経31対と自律神経の活性法が中心です。肩幅くらいで立ち、４方向に脊椎《せきつい》を動かします。31対ある脊髄神経が活性化され、血液、リンパや脳脊髄液の循環、内臓、四肢《しし》の機能も向上し、体調不良の改善につながります。

元気な人はこの操体法から始めてください。脊椎や関節に重い疾患を持つ方は、避けてください。透析《とうせき》中の方、病気がちの方、あるいは後遺症などで立ち居振る舞いが難しい方々は、その次に紹介する「ベッドでできるセルフヒーリング法（土肥式）」を活用してください。

これは、脳神経12対と自律神経の活性法で、元気な方は立位で活用できます。

22 立位でできる操体法（土肥式）

（１）セルフハグ・バイブレーション

１６０ページのイラスト［１］～［４］のようにセルフハグ（自分で自分を抱きしめる）して、上下に全身を揺らします（バイブレーション）。頭の天辺からつま先まで、脳、脊髄、骨盤、四肢《しし》、すべてを微振動させる感覚を身につけていただきたいのです。

これを行うと、脊椎間軟骨《せきついかん》、四肢の関節軟骨が刺激されて弾力も戻り、椎間、関節腔も少しずつ広がり緩んできます。脳脊髄液の循環も良くなりますし、大脳から脳幹・延髄・小脳、脳神経、脊髄神経、自律神経などが刺激され、活性化していきます。

そして、これらの神経網が支配している全身の細胞、組織、臓器を目覚めさせます。もちろん、内分泌《ないぶんぴ》ホルモン系、免疫《めんえき》防御系も元気に十分に働いてくれますので、生命維持システムは円滑に機能し始めます。

体、手足、そして心身が温かくなっていくことを、しっかり感じてください。医学的には、「神経刺激で血流やリンパの流れが良くなっただけ」といえます。ですが、同時に**「元気、活気、熱気など気の状態が改善されてエネルギーネットワークが活性化し、エネルギーと情報の流れが良くなった。エネルギーが蓄積されている」**ともいえます。

こうして温かくなった手のひらを、痛いところに当てる、軽く擦《さす》るなどで痛みが軽減する、癒される。これが、エネルギーヒーリング基本的技法につながります。

セルフハグ・バイブレーション

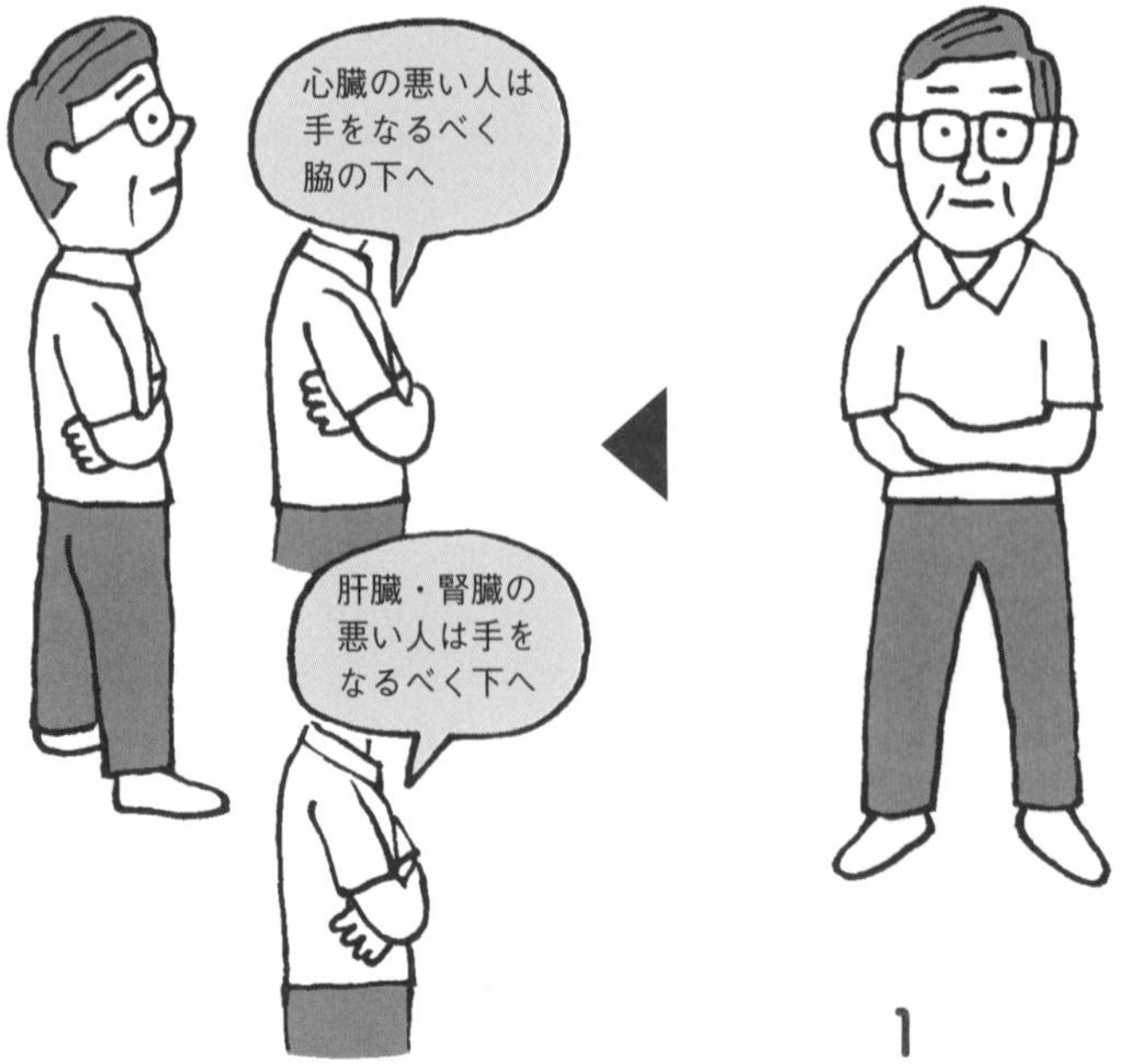
心臓の悪い人は
手をなるべく
脇の下へ
肝臓・腎臓の
悪い人は手を
なるべく下へ

1

両足を平行に、肩幅もしくは、やや広めに広げて立ちます。

2

両手で胸を抱いてセルフハグをし、手の平は胸壁に当て、指先で肋間（あばら骨の間）を触れるようにします。

効果を体感するためには、最低でも５分くらいを頻回に行っていただきたいです。ただ、休みも入れる、やさしく体をいたわる、あまり激しくやらない―― これが大切です。

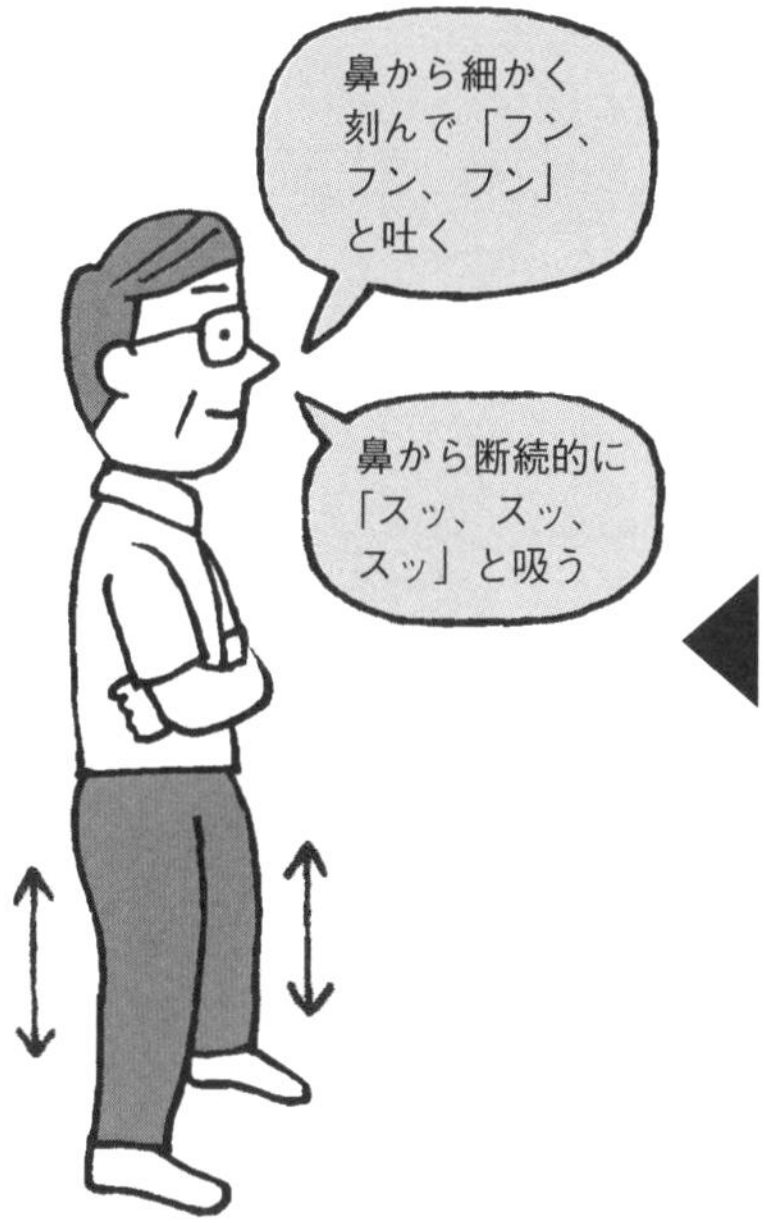
鼻から細かく刻んで「フン、フン、フン」と吐く
鼻から断続的に「スッ、スッ、スッ」と吸う

3

下肢・膝関節を中心に、上下に細かく揺らしながら動かしていきます。ハグしている上腕・肩も細かく揺れてくると思います。上腕・肩も意識して下肢・膝関節の動きと同調させると、さらに円滑なバイブレーションができるようになります。

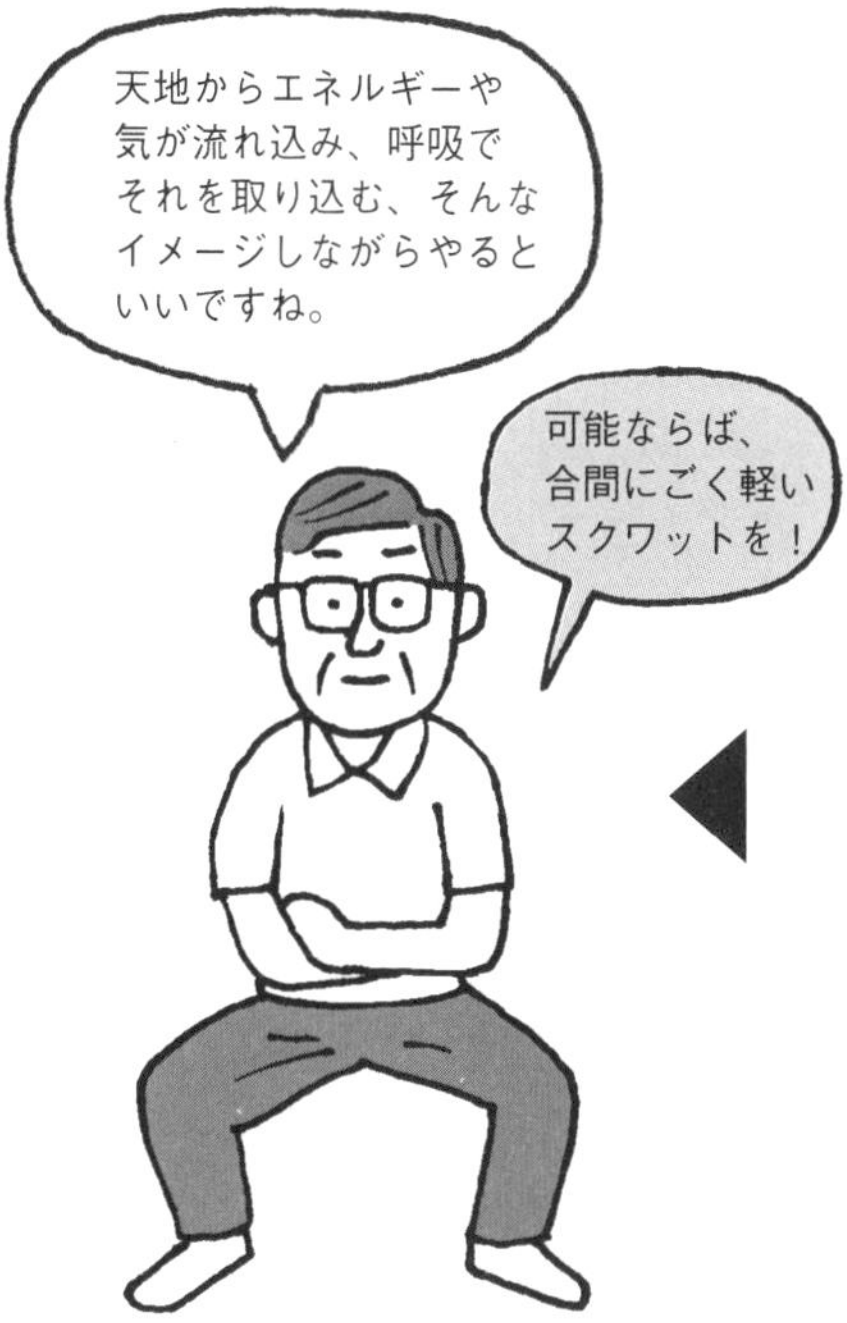
天地からエネルギーや気が流れ込み、呼吸でそれを取り込む、そんなイメージしながらやるといいですね。
可能ならば、合間にごく軽いスクワットを！

4

息を吸うときは目線をもう少し上げて「天・宇宙」を意識し、息を吐くときは目線をわずかに下げて「大地・地球」を意識します。

呼吸は刻む深呼吸を（131ページ参照）。振動に合わせて刻むように、目線は常に少し上向きを維持します。

◯脊椎（背骨）を緩め、左右にねじる

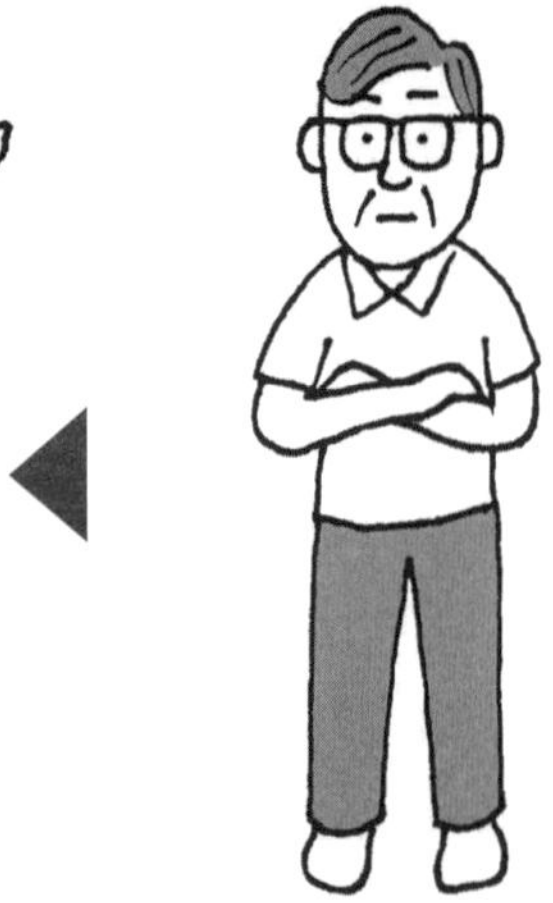

1
両足のつま先を揃えて肩幅ぐらい開きます。左右の膝を内側に寄せる感じ、お尻の穴を締めましょう。

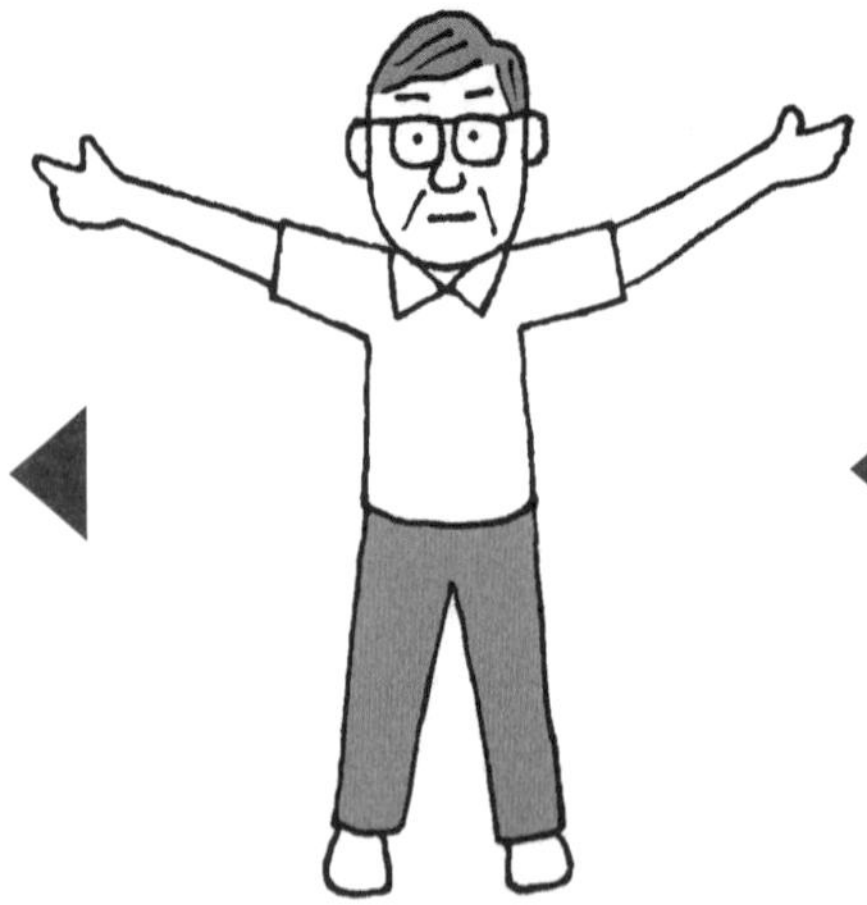

2
上を向いてしっかり胸を張り、ゆっくり深呼吸してください。

（2）脊椎（背骨）を緩め、左右にねじる

「足から地中深く、地球の中心まで根を張る」「地球の中核や宇宙から元気をもらう」などのイメージづくりにも有用です。

イラスト［1］～［5］の順に行い、限界まで回したら、ふっと脱力してリラックスします。そして、やさしくいたわる気持ちで、手をぶらぶらしたり、痛みを感じたところをなでてあげたりする。これが大切です。2～3回繰り返すだけでも気持ち良くなります。

脊椎を緩め、エネルギーのセ

ンターラインがさらにととのいます。腕や首肩のこりや痛み、腰痛、O脚の改善にも使えます。

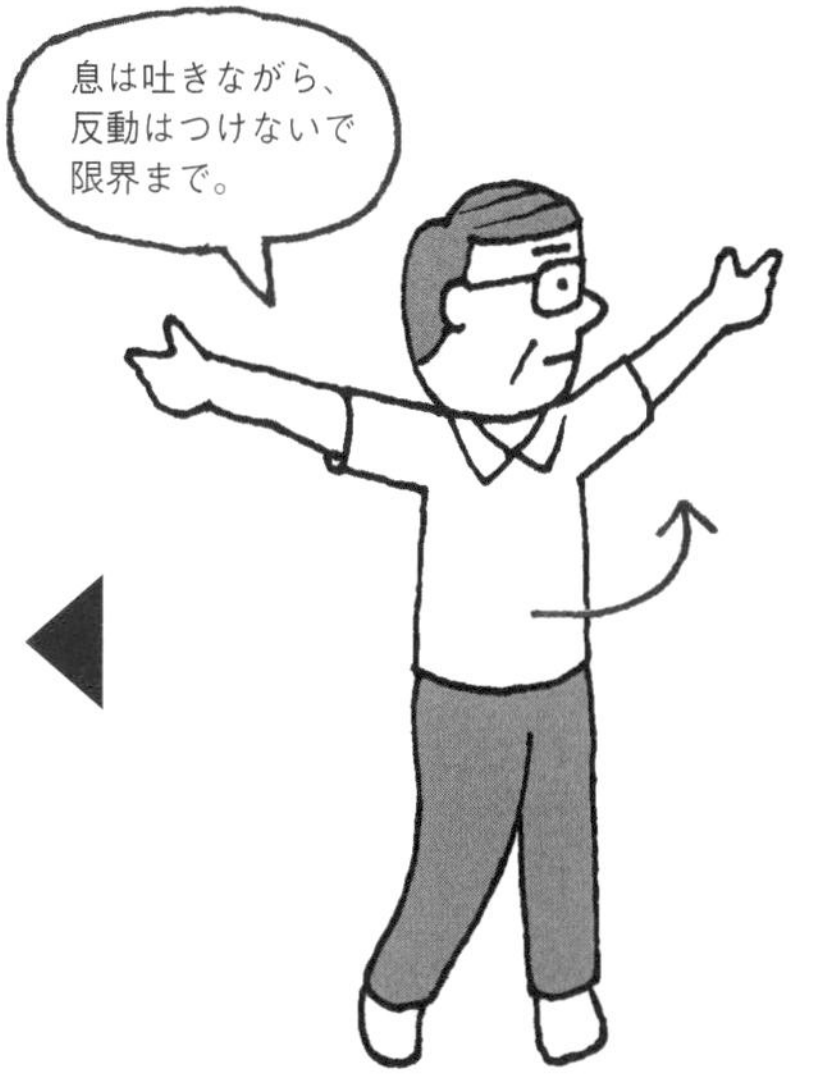

3

両足を肩幅より少し広めに開く、目線を上に向け胸を張り両手を広げ、体を左方向にゆっくりしっかり限界まで回します。

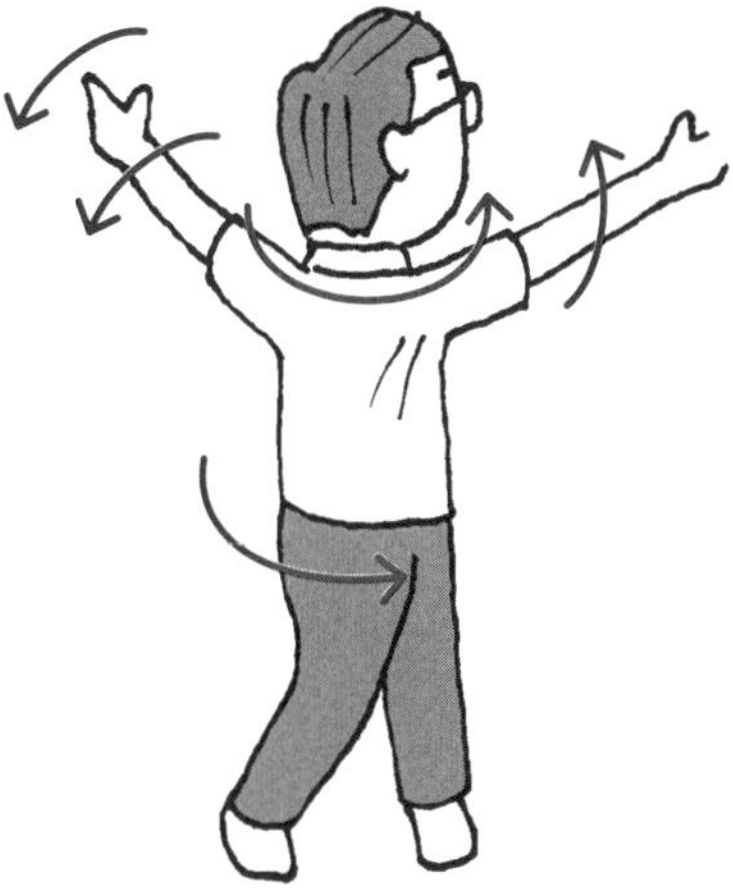

4

さらにわずかでいいので、雑巾を絞るような気持ちでチョットでも回してみてください。これが、脊椎を痛めることなく体を回すコツです。

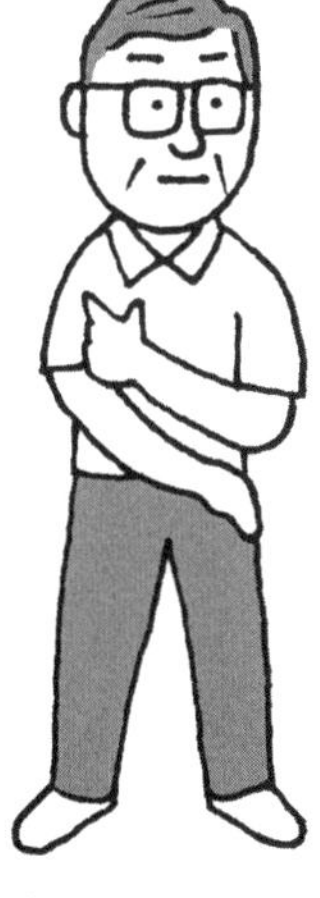

5

右方向へも、同じように回します。痛いところがあれば、タテヨコ十字になでましょう！

◯脊椎（背骨）の側屈伸と肩甲骨の上下運動

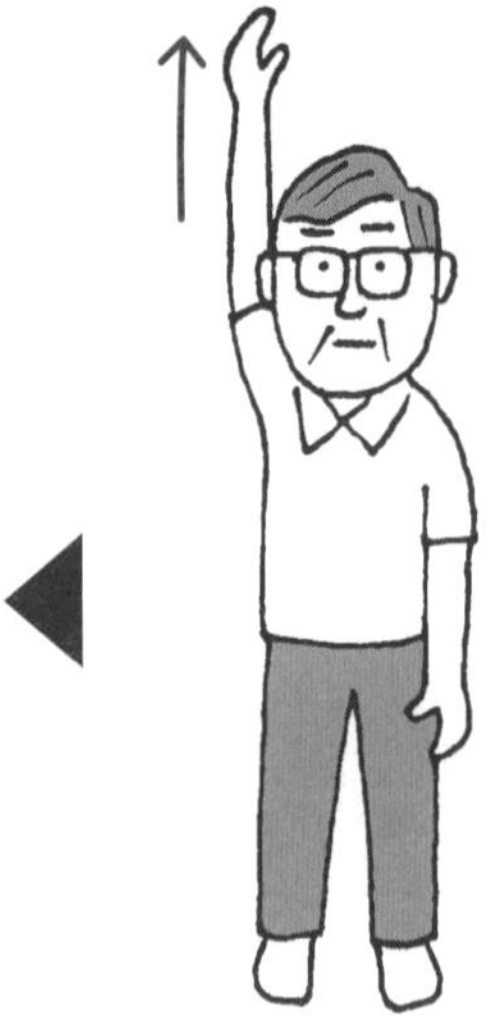

1

肩幅より少し広めに足を開いて立ちます。「天が引っぱる」と言いながら右手を上げます。

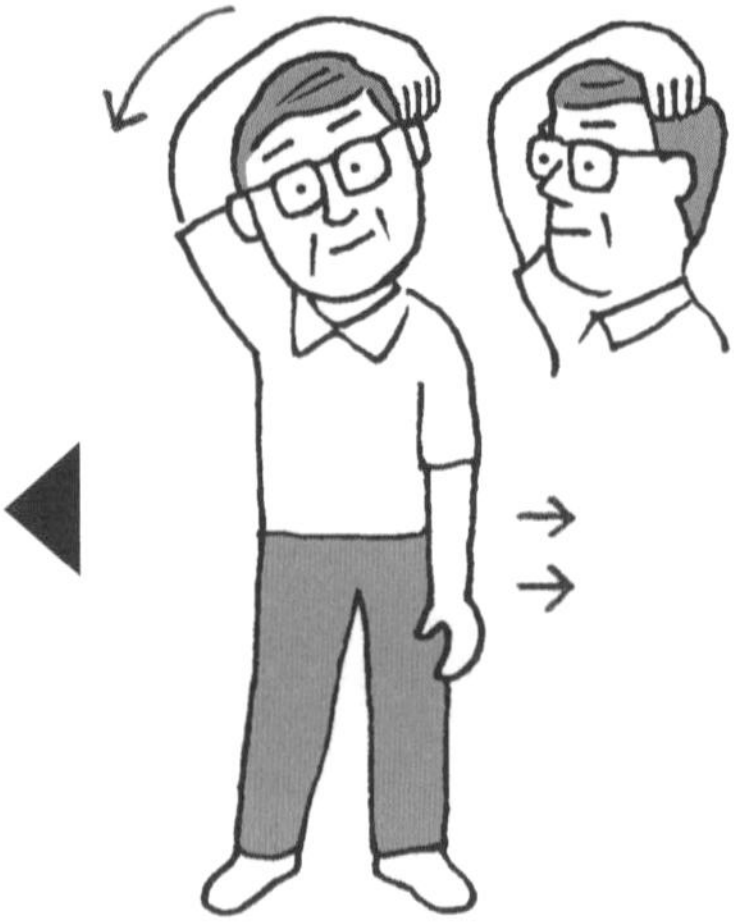

2

右手で頭越しに左耳をつかみ上体をゆっくり右に引いて倒し、頭の重みで曲げていきます。

（3）脊椎（背骨）の側屈伸と肩甲骨の上下運動

脊柱《せきちゅう》の側屈伸と肩甲骨の引き上げを目的とした技法です。右手で頭越しに左耳をつかんで、頭の重みを活用しながら体をゆっくり右、左に倒す。左手に変えて同じことを繰り返す。

右と左を１セットとすると、３セットくらいでも十分です。

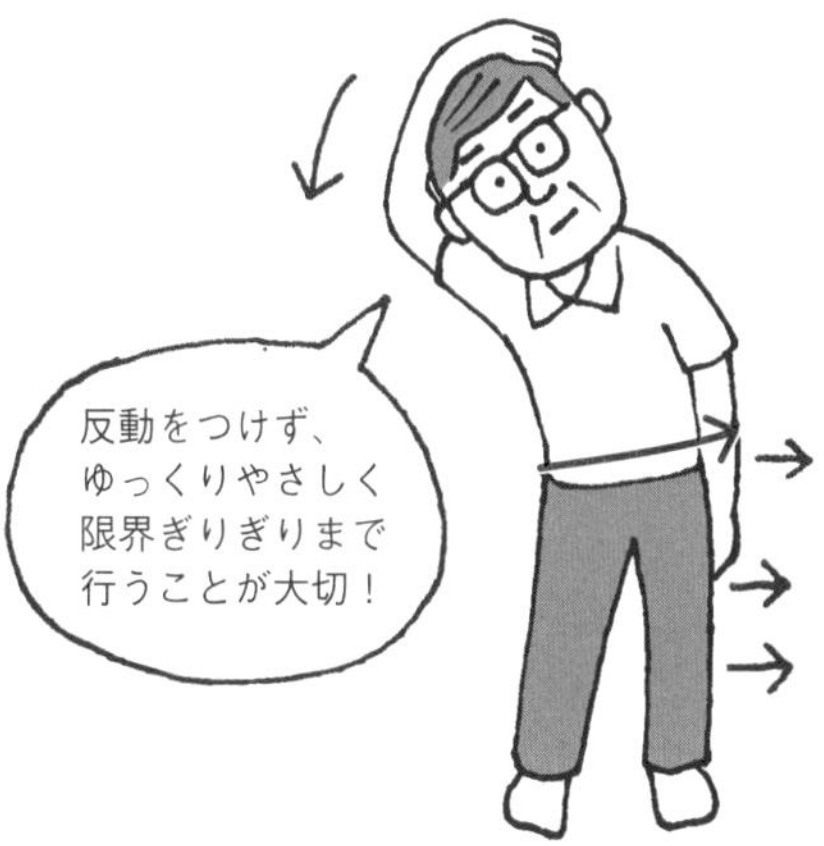
反動をつけず、
ゆっくりやさしく
限界ぎりぎりまで
行うことが大切！

3

腰は左側に逃すように移動し、体重も左足に移します。全脊柱が、「く」の字型に限界まで側屈する感覚を楽しんでください。

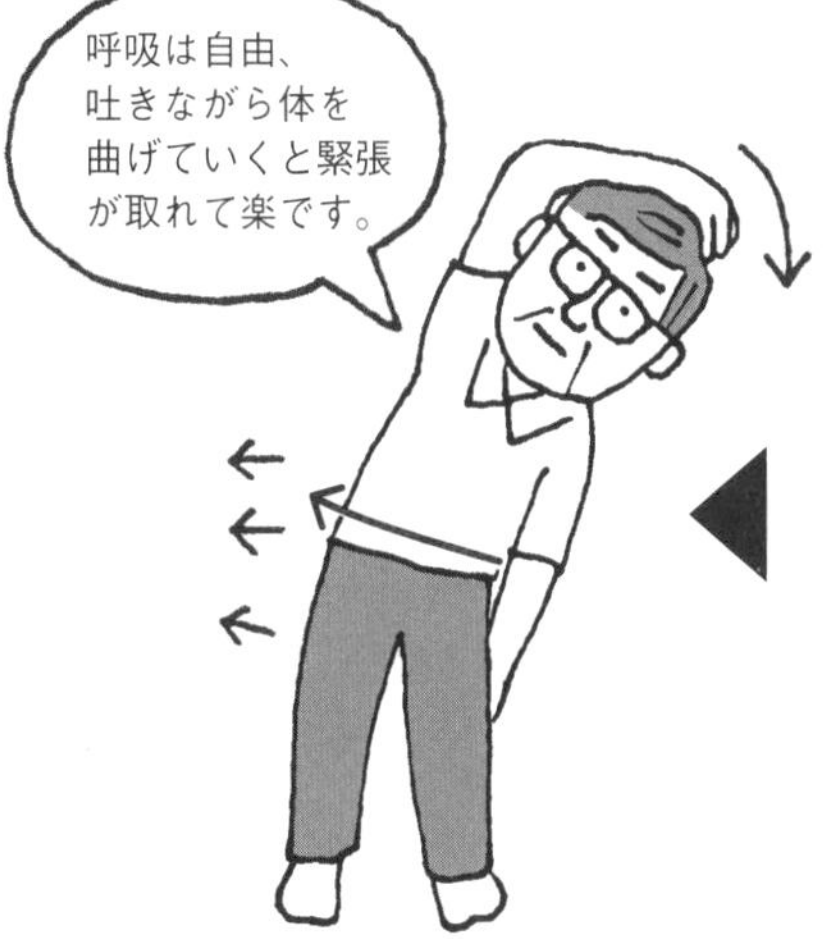
呼吸は自由、
吐きながら体を
曲げていくと緊張
が取れて楽です。

4

右腕で押し上げるようにして、上体を左に倒していきます。腰は右側に逃すように移動し、体重も右側に移します。肩甲骨がしっかり押し上げられる感覚を楽しんでください。

5

次は、左手に変えて、同じことを繰り返します。

体への思いやりを持って、ゆっくりと可動範囲ぎりぎりまで頑張ってください。

（４）頸椎、胸椎を後屈（伸展）

頭の重さは４kg以上あり、うつむくと前に引っ張られ、首と背中は前に曲がります。背筋は引っ張られ、胸郭は狭くなります。これでは猫背になるのは当たり前で、気が滅入り、うつ状態になっても不思議ではありません。

うつむいて30分ほど左つま先を見ていたら、うつになるといいますから、スマホ中毒気味の人は、うつ予備軍といえます。心配ですね。

この技法は、うつむき姿勢と猫背姿勢の防止や改善に役立ち、肺活量も増加し、うつ状態にも有効です。ふらつくことがありますので、壁際やベッド、机のそばなど、いざというときに支えになる物がある場所で行ってください。

まず、軽く前屈をしてから始めます。肩・肩甲骨をしっかり背側によせ、胸を広げます。

１６８ページのイラスト［１］～［３］の順に、無理をせず、息を吐きながら、頸椎、胸椎を意識しながらゆっくり伸ばし、腰椎、仙骨あたりまで後ろにそらす。でも、腰椎はあまり反らさないというイメージです。頸椎、胸椎などに声がけをしながらやってくださ い。あまり頑張らなくても、頭の重量を活用すると３回くらいで効果は上がります。

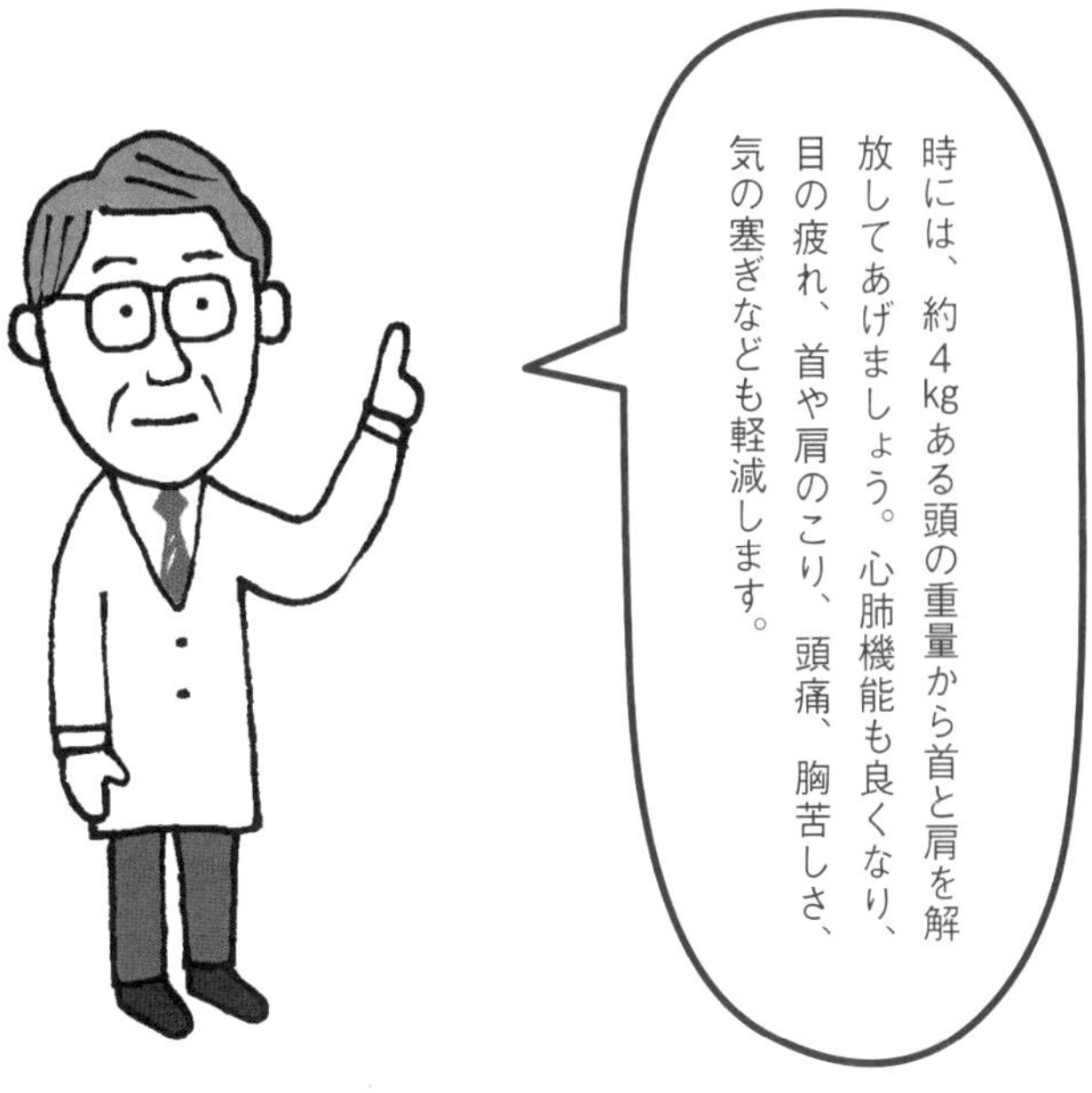
時には、約４kgある頭の重量から首と肩を解放してあげましょう。心肺機能も良くなり、目の疲れ、首や肩のこり、頭痛、胸苦しさ、気の塞ぎなども軽減します。

○頸椎、胸椎を後屈（伸展）

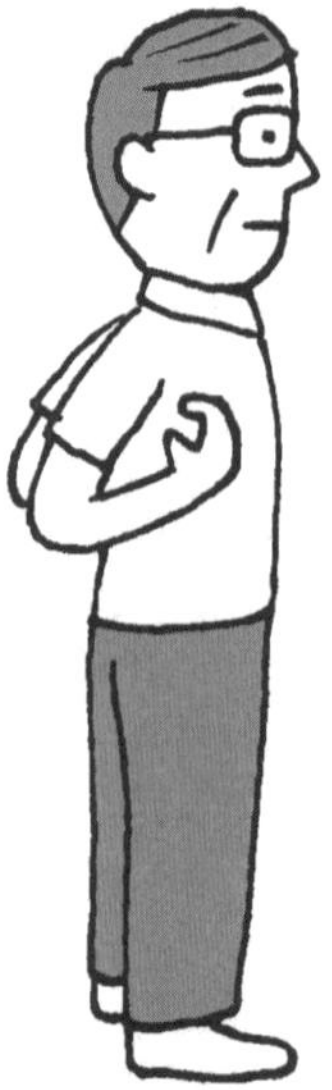

1

肩幅くらいに足を開いて立ちます。両手先は腋窩部《えきかぶ》（脇の下）下方に当てておきます。

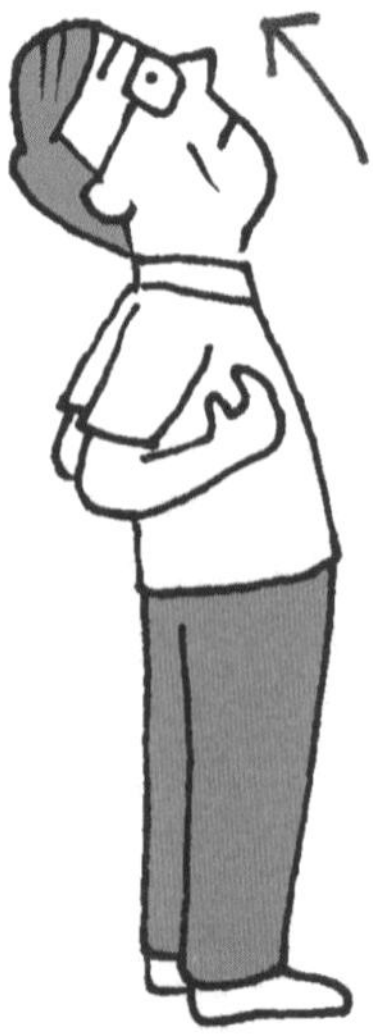

2

両肘を背骨に近づけて肩・肩甲骨を背側に寄せ、胸を広げ真上を見ます。その後、「頸椎を伸ばす」「胸椎を伸ばす」と言いながら、頭を後方に倒してあご先を上げて頸椎、胸椎、腰椎の順にゆっくり伸ばし、後ろに曲げていきます。

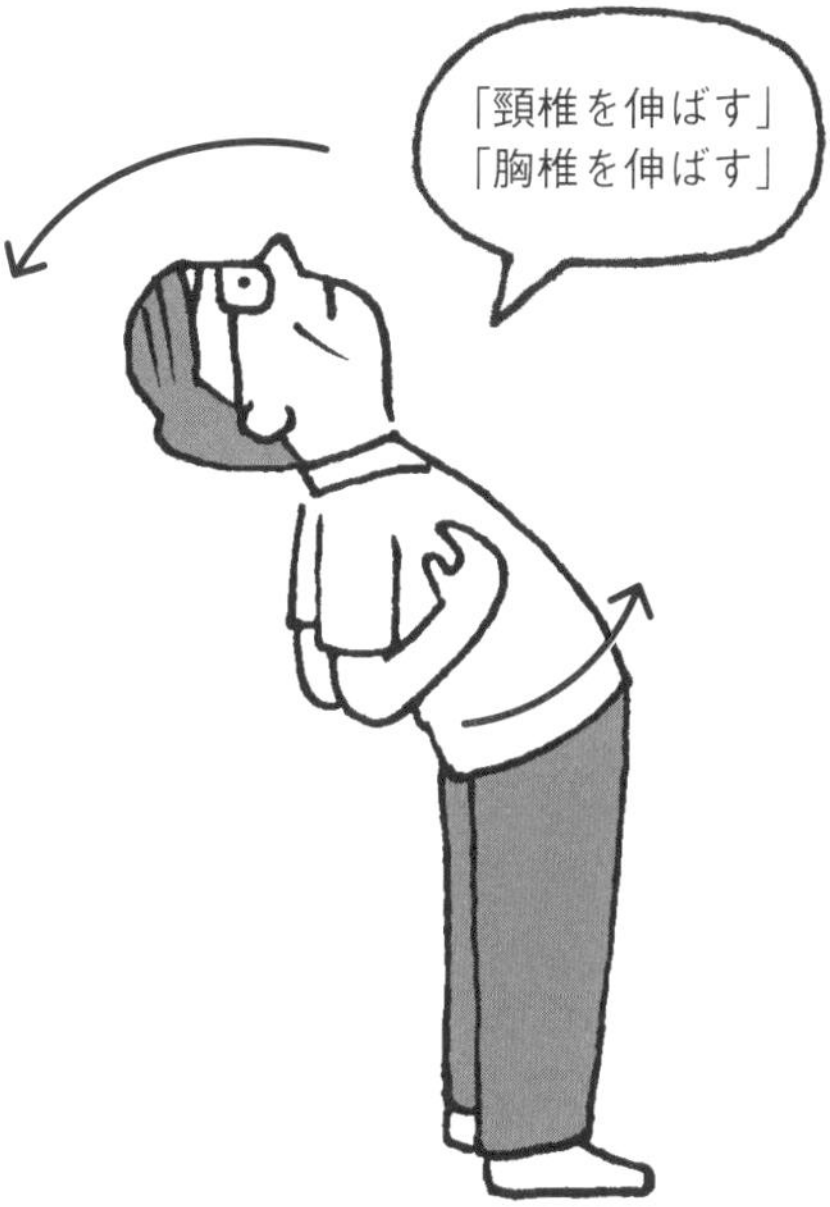

3

可能な範囲で、次第に手先を腋窩部近くまで上げて、2の動作をやってみてください。

23 ベッドでできるセルフヒーリング（土肥式）

――足指から頸部まで

体調の良くない方、術後や病気の方、後遺症のある方におすすめの自己治癒力を活性化する技法、通常は上向き（背位）で行います。

（１）下肢のワーク４種

［１．足指ツボ刺激法、２．骨盤・腰椎ねじり法、３．下肢痛点癒し法、４．下肢むくみ癒し法］

腰椎・仙骨神経、自律神経、そして経絡の刺激活性化につながります。腰痛下肢痛の改善、胃腸、肝・腎《じん》・膵《すい》機能改善にも有効です。

下肢のむくみ、エコノミークラス症候群（１７４ページ参照）の対策もこれで完璧です。10回くらい動かすと下腿の浮腫《ふしゅ》や張りが見事に軽快します。血圧も下がり心身がゆったりします。気持ち良くて眠ってしまうかもしれませんね。

○下肢のワーク――1. 足指ツボ刺激法

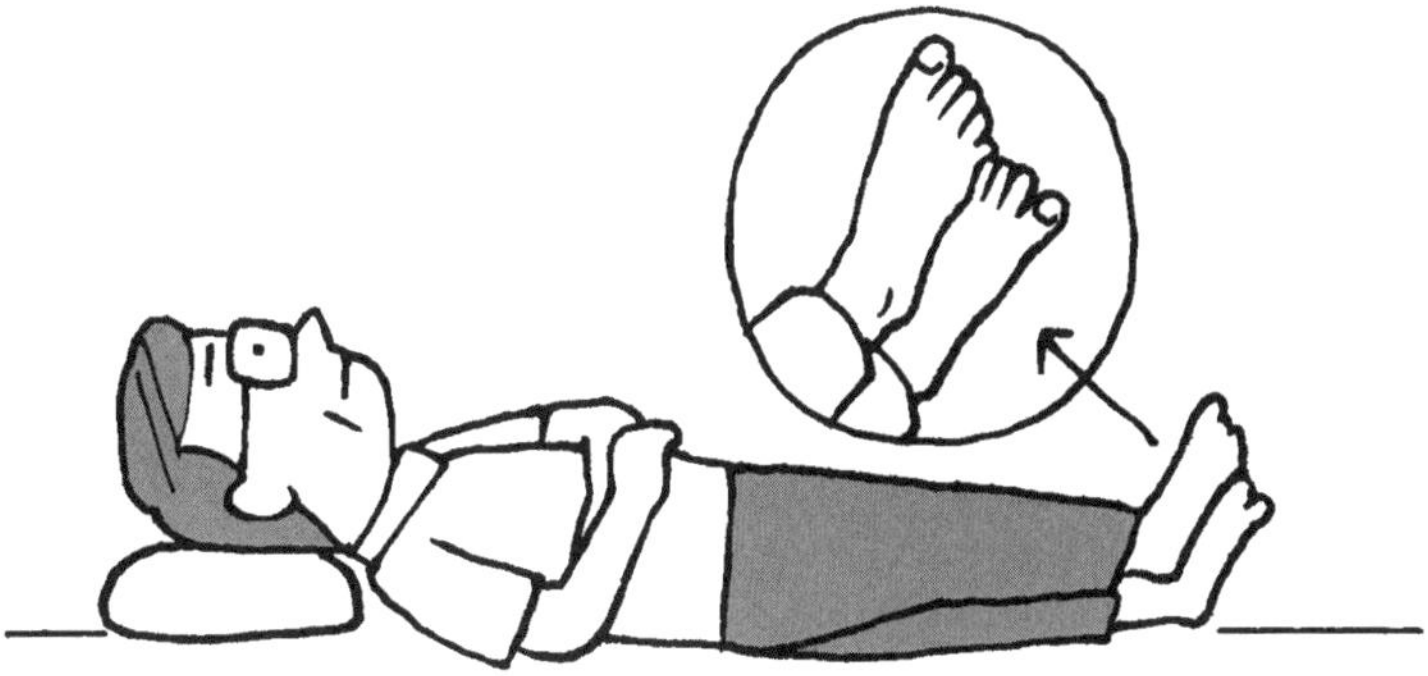

1

左足の甲に右足を乗せ、右足の小指の外側を左親指と第2指の指間に入れ、10 回ぐらい動かしマッサージします。これを2～3指間、3～4指間、4～小指間で繰り返します。続いて足を変え、右足に左足を乗せて右足指の間のマッサージを。

○下肢のワーク――2.骨盤・腰椎ねじり法

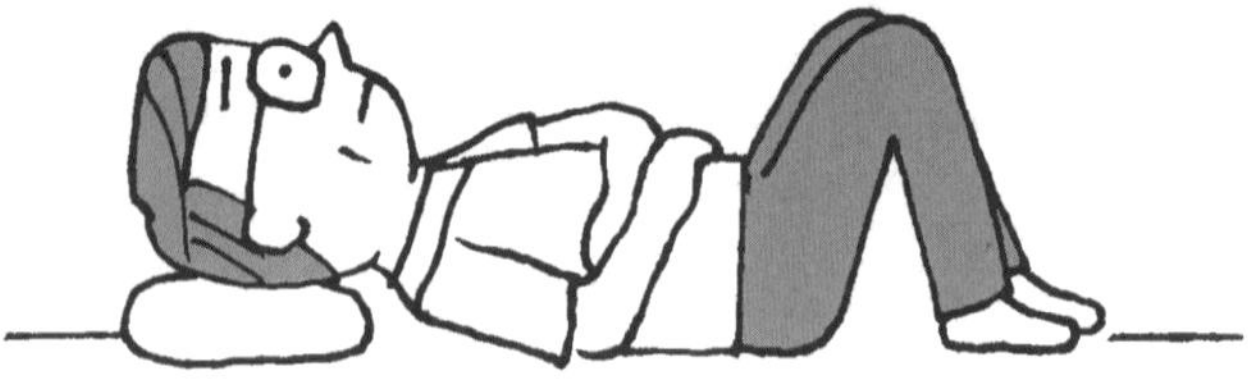

1

両膝を揃えて立て膝を作ります。

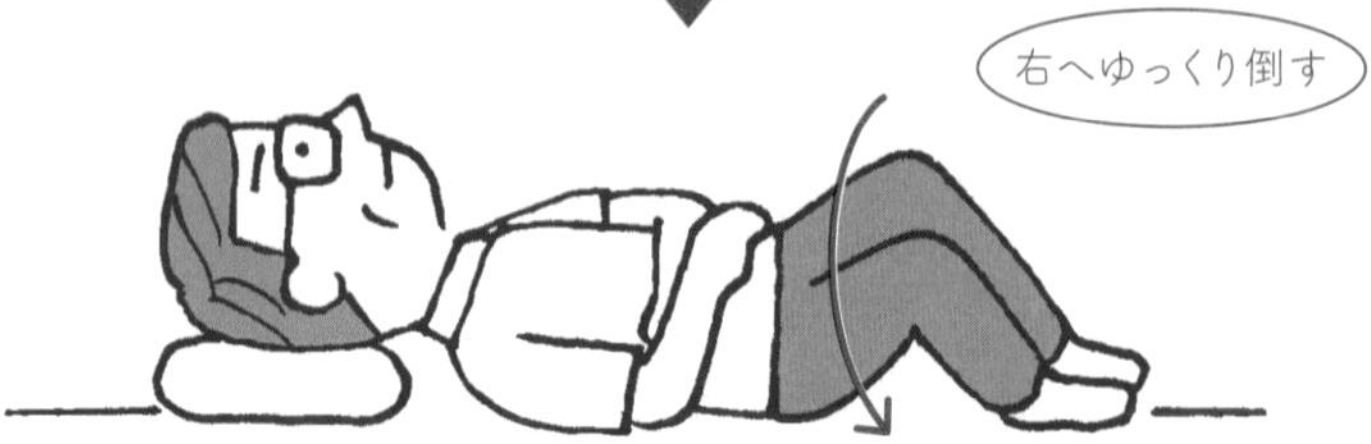

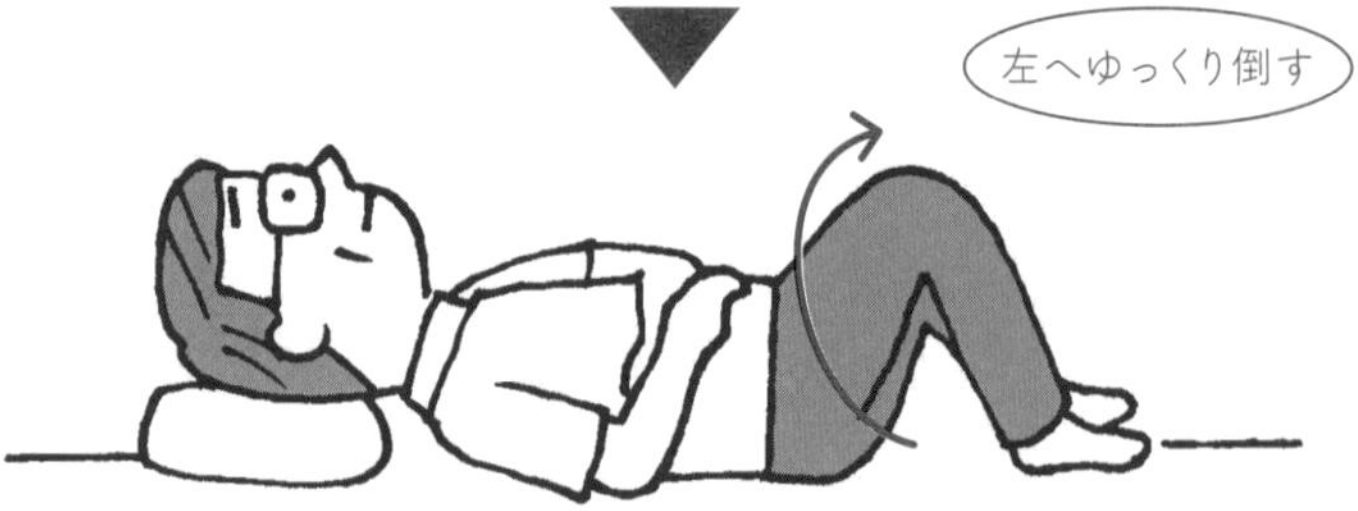

2

ゆっくり右左に３回ぐらい倒し、むつかしさ、股関節部痛や腰痛などの有無をチェックします。

○下肢のワーク――3. 下肢痛点癒し法

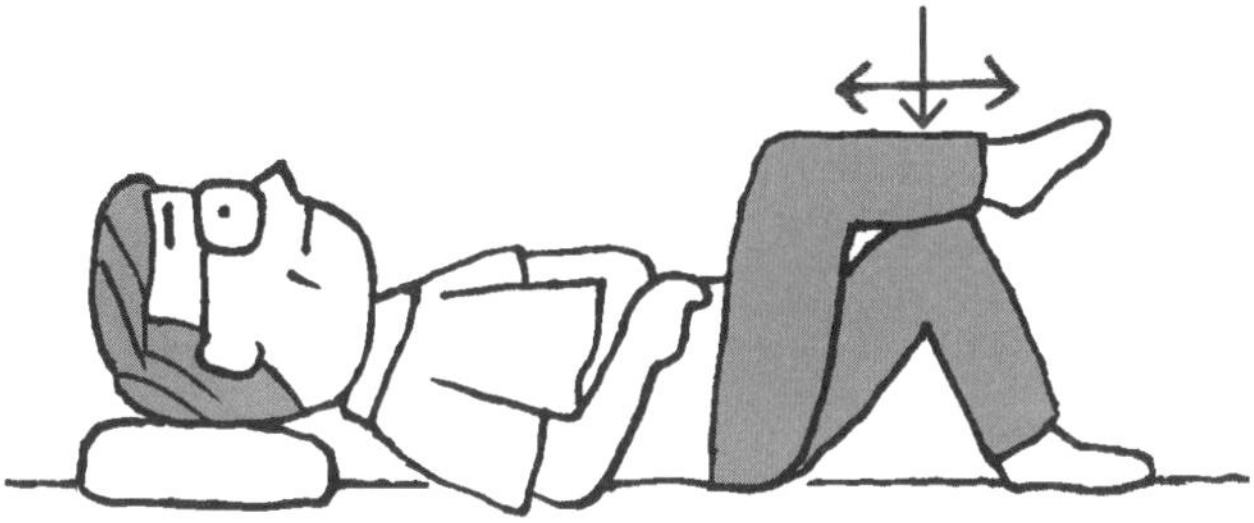

1

立てた左側の膝に右ふくらはぎを乗せてアキレス腱部から押し付け動かして、痛みの有無をチェックし、痛点を中心に 10 回ぐらい上下か左右に動かし、マッサージしていきます。

▼

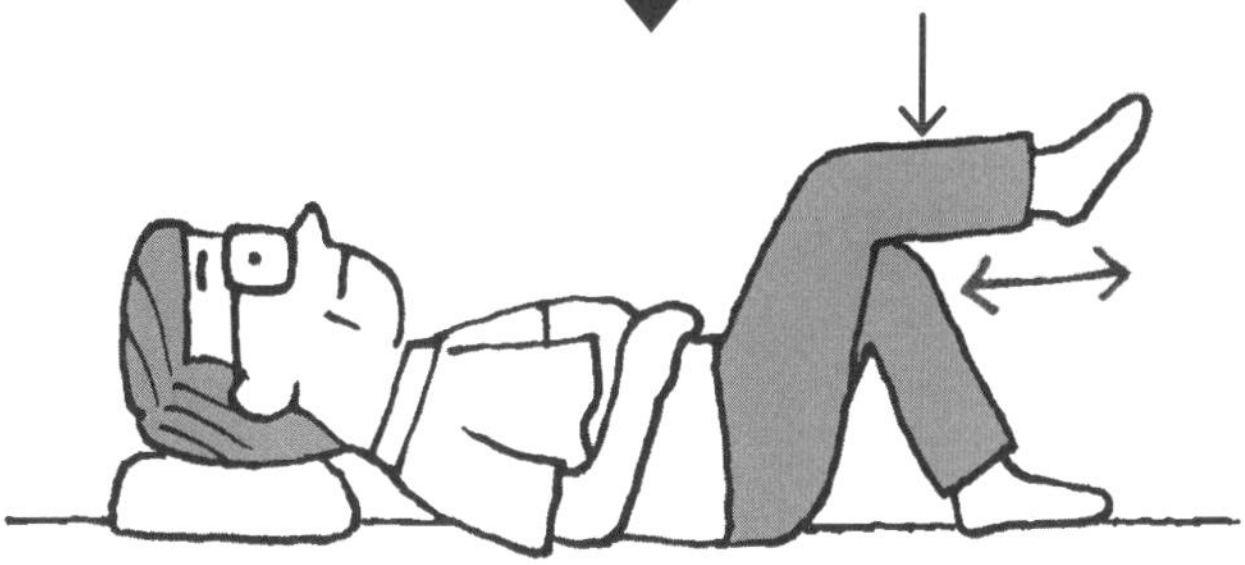

2

位置を上げながら、膝の裏までマッサージします。

下肢のワーク――
4.下肢のむくみ癒し法（エコノミークラス症候群対策）

足の疲れ、むくみがひどい場合には

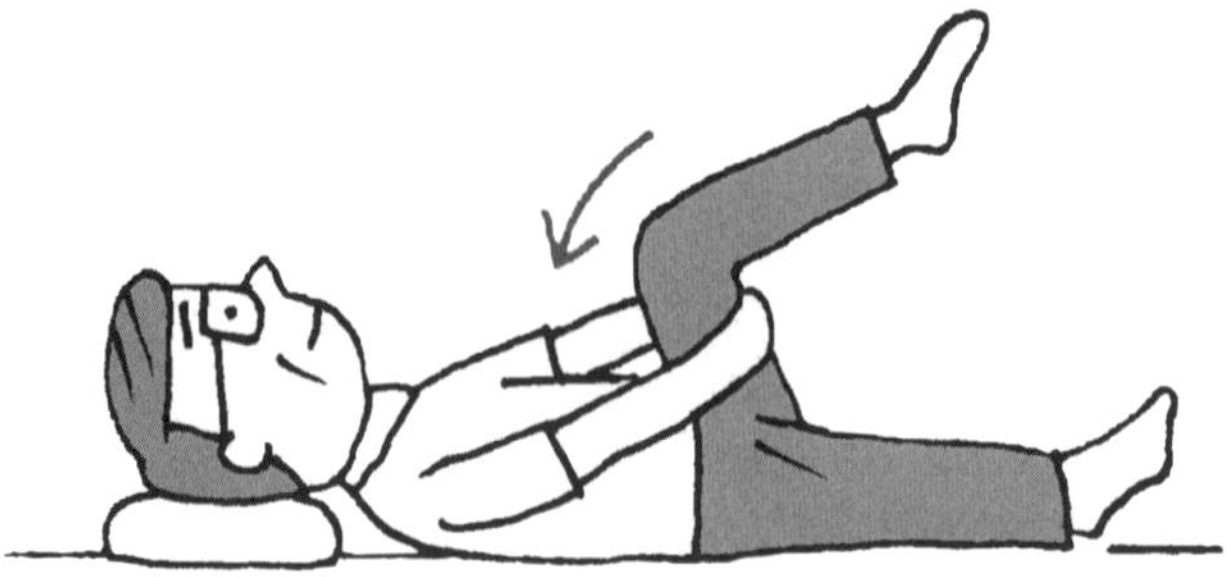

1

あおむけで両足を伸ばし、片方の膝関節の後ろを両手で持ちあげ、膝を胸にできるだけ近づけます。

【エコノミークラス症候群とは】

食事や水分を十分に取らない状態で、車などの狭い座席に長時間座っていて足を動かさないと、血行不良が起こり血液が固まりやすくなります。その結果、血の固まり（血栓）が血管の中を流れ、肺に詰まって肺塞栓などを誘発する恐れがあります（厚生労働省ＨＰより）。

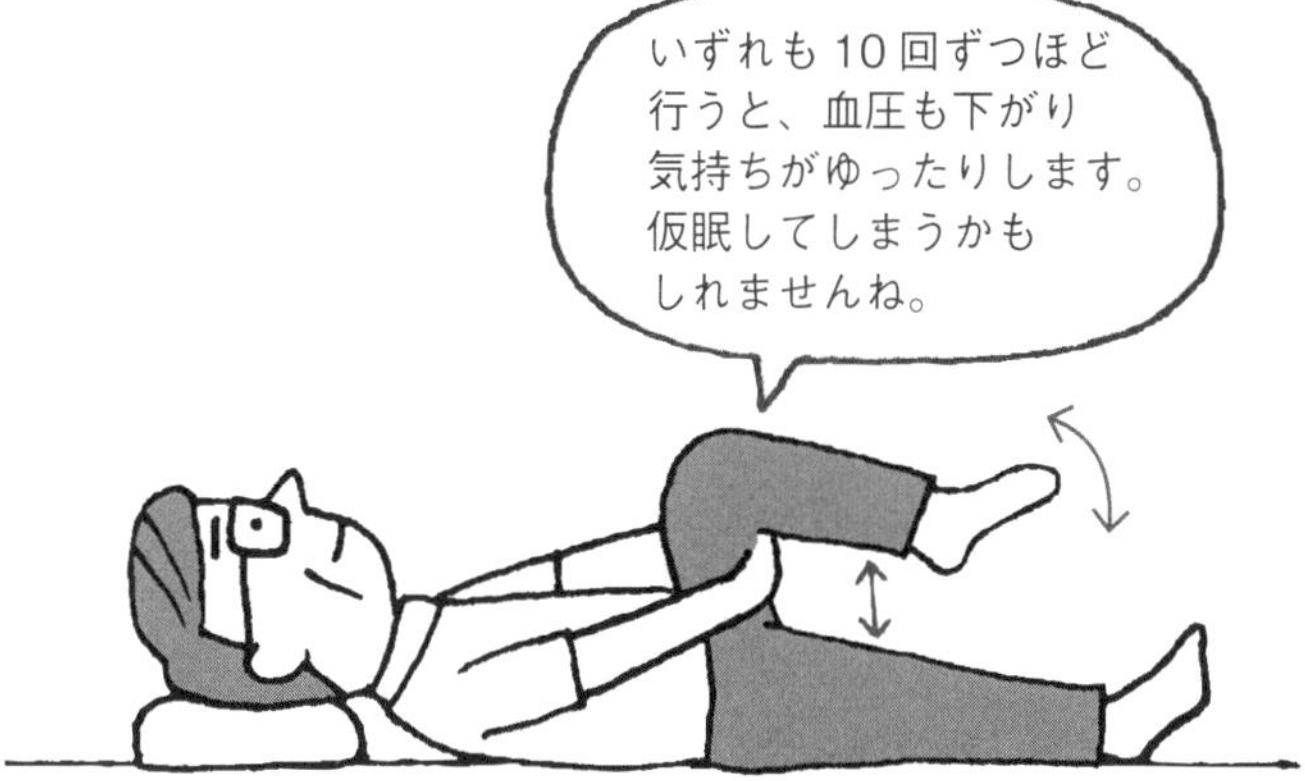
いずれも 10 回ずつほど
行うと、血圧も下がり
気持ちがゆったりします。
仮眠してしまうかも
しれませんね。

2

次は膝を少し戻して、汲み上げポンプの水汲みのように下腿（膝から足首あたり）を上下に屈伸する。10 ～ 15 回くらい動かすと、リンパと血流の循環が改善し、下腿の浮腫や張りが見事に軽快します。

「エコノミークラス症候群」予防に最適です。

（２）ベッドでできる脊柱《せきちゅう》バイブレーション

立位でできる操体法の（１）で一部紹介していますが、ベッドでも活用できます。

上肢や下肢、脊椎《せきつい》全長が刺激され、脊椎間板軟骨・関節軟骨も刺激され、椎間、関節腔も少しずつ広がり緩んできます。脳脊髄液の循環も良くなりますし、大脳から脳幹・延髄・小脳、脳神経、脊髄神経、自律神経などが刺激され、活性化していきます。

そして、これらの神経網が支配している全身の細胞、組織、臓器を目覚めさせます。もちろん、内分泌《ないぶんぴ》ホルモン系、免疫《めんえき》防御系も元気に十分に働いてくれますので、生命維持システムは円滑に働き始めます。

臓器の調子が悪い場合、そのような状態にしたのはご自身だという意識が欠落している方が多いです。「ごめんなさい」「許してください」の意もこめて、「ありがとう」「愛しています」と感謝しながら、この技法を、根気よくご自身をいたわる気持ちで活用し、心身の不調や病苦の改善の効果を体感してみてください。

ベッドでできる脊柱バイブレーション

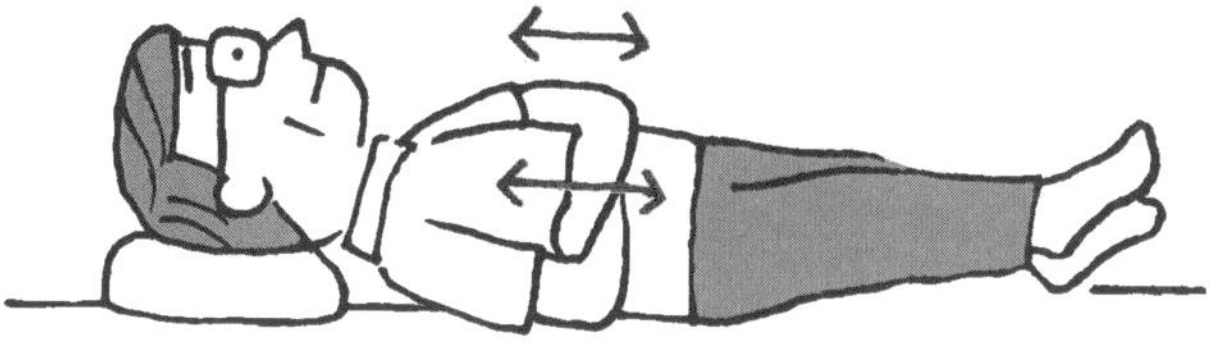

1

両脚を足首の位置で交差。両手で胸を抱いてセルフハグをし、手の平は胸壁に当て、指先で肋間を触れるようにします。

2

腕や肩を左右、上下に20回ずつ揺すります。

24 ベッドでできるセルフヒーリング（土肥式）

――頭頸部顔面が中心、脳神経12対と自律神経の活性化

脳神経12対と自律神経中心の活性法です。ベッドに寝て背位をとり、セルフヒーリングをしてもらいます。元気な方は立位や座位で活用してください。

首から上には、視覚や聴覚、嗅覚、味覚を司《つかさど》る感覚器が集まっていますし、触覚も唇や瞼など、鋭敏な箇所があります。これらの五感にかかわる目や耳、鼻、舌などの機能が低下したり傷害されたりすると、生きていく上で、さまざまな困難が生じます。

大切にケアしながら頸（くび）、顎（あご）、舌、眼球などを動かす。それにアロマ、音刺激、香辛料、軽い経絡刺激などを負荷して「嗅ぐ、見る、聞く、味わう、触れる」の五感刺激を追加するのも良いですね。心身の奥深くまで癒され、脳の活性化、認知症、老化予防などにも有用です。

○頸部・あご動かし

1

顔・首を左右に回す。上下に10回ずつ動かしましょう。細かく動かすと頸椎上部が動き、大きくゆっくり動かすと頸椎全体の屈伸や、ねじる動きになります。

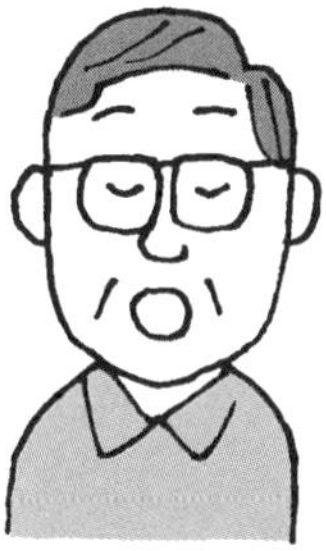

2

下あごを動かす際には、口を少し開けて、あごの関節が外れない範囲で大きくゆっくり左右に動かします。続いて、上下に動かします。

認知症の予防と進行防止にも！

（1）頸部、あごを動かして認知症予防・アンチエイジング

あご関節を動かすことで、あご関節部に隣接する外耳、鼓室、内耳、迷走神経、顔面神経や三叉神経根部まで動きが伝わります。

それにより脳神経を刺激・活性化しますし、自律神経系の強化やバランスの改善にもつながります。

ガムやおしゃぶり昆布を噛《か》み、あごを動かすことが、認知症の予防と進行防止になるといわれる所以《ゆえん》ですね。

（２）舌の運動、唾液を吸い出す技法で長寿と健康を手に入れる

年齢を重ねると、唾液《だえき》が出にくくなり、ドライマウスを引き起こしますし、舌や喉頭《こうとう》の筋肉も衰えます。すると、嚥下《えんげ》障害や誤飲を起こしやすくなり、肺炎を併発して死に至る方も少なくありません。ちなみに日本人の死因統計（２０１９年）では、がん、心疾患、老衰、脳血管障害に続いて、肺炎が5位となっています。

舌の運動や唾液を吸い出す技法は極めて大切で、**長寿と健康をもたらします。**口を閉じているとき、舌は歯で取り囲まれて、檻《おり》に入れられたような状態で放置されています。人の舌は、鍛えればカメレオンの舌のように、自由奔放に動ける能力を持っているのです。

（イラスト・１８２〜１８３ページ参照）

舌には舌神経や舌咽《ぜついん》神経が、そして舌根部《ぜっこんぶ》や咽頭喉頭部《いんとうこうとうぶ》には迷走神経も絡んでいます。**舌を動かすことは、舌や咽頭・喉頭を鍛えると同時に、脳神経も自律神経も鍛え、活性・強化しているのです。**

舌を鍛えることは、むせることや誤嚥《ごえん》することを防ぎ、認知症の防止対策にもなります。

さらに、唾液分泌《ぶんぴ》も活発になり、胃腸の調子もよくなります。ぜひ、頑張ってやってみましょう。

交感神経が優位なときは粘りのある唾液が、副交感神経が活性化し優位になってくると、さらさらした唾液が出始めます。唾液にはアミラーゼという炭水化物の消化酵素《こうそ》があります。また、粘りのある粘液性糖タンパクムチンは、粘膜を保護し乾燥を防ぎ、細菌を凝集させて唾液内の細胞外酵素であるリゾチームの抗菌作用を強化します。

口と舌を動かして唾液をしっかり出すことで、口腔《こうくう》内が清潔になり、口臭予防になり、舌苔も取れ味覚も正常化します。細菌、インフルエンザや新型コロナウイルスなどへの感染予防につながりますし、主要な副交感神経である迷走神経も活性化して、胃腸の調子も良くなります。

唾液をしっかり出して飲み込めば、胃炎、胃十二指腸潰瘍《かいよう》の予防治療になります。

（イラスト・184ページ参照）

舌の運動

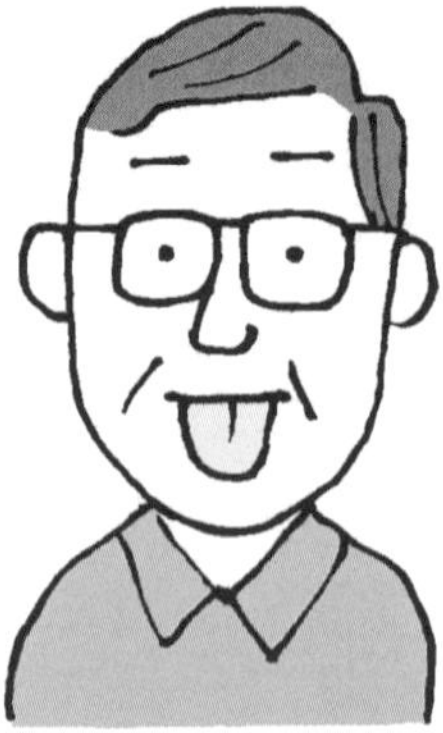

1

まず、舌先を思い切り、前方、下方に伸ばしていきます。

2

そこからもうひと踏ん張りし、あごを下方に向けて舌根をさらに押し出すイメージで突き出します。

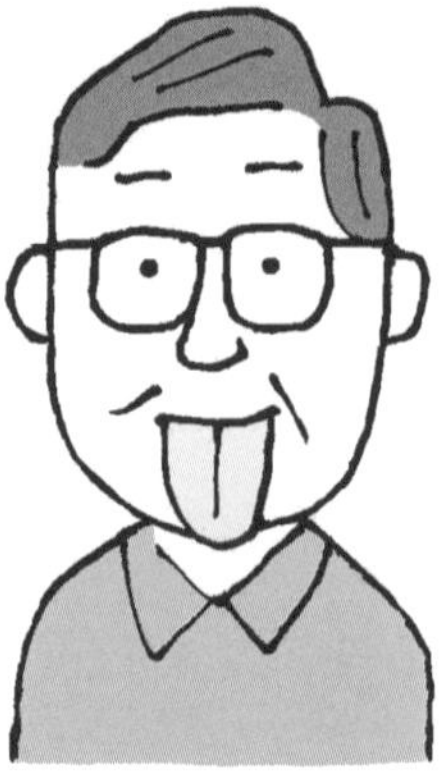

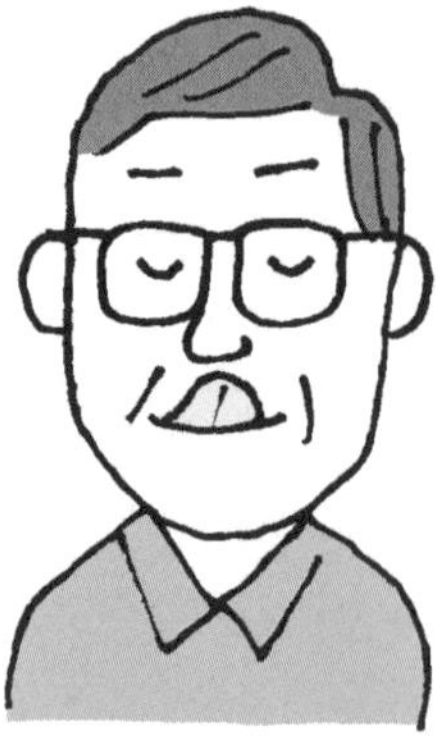

3

次に舌を上方に伸ばし、鼻をなめるつもりでさらに押し出します。

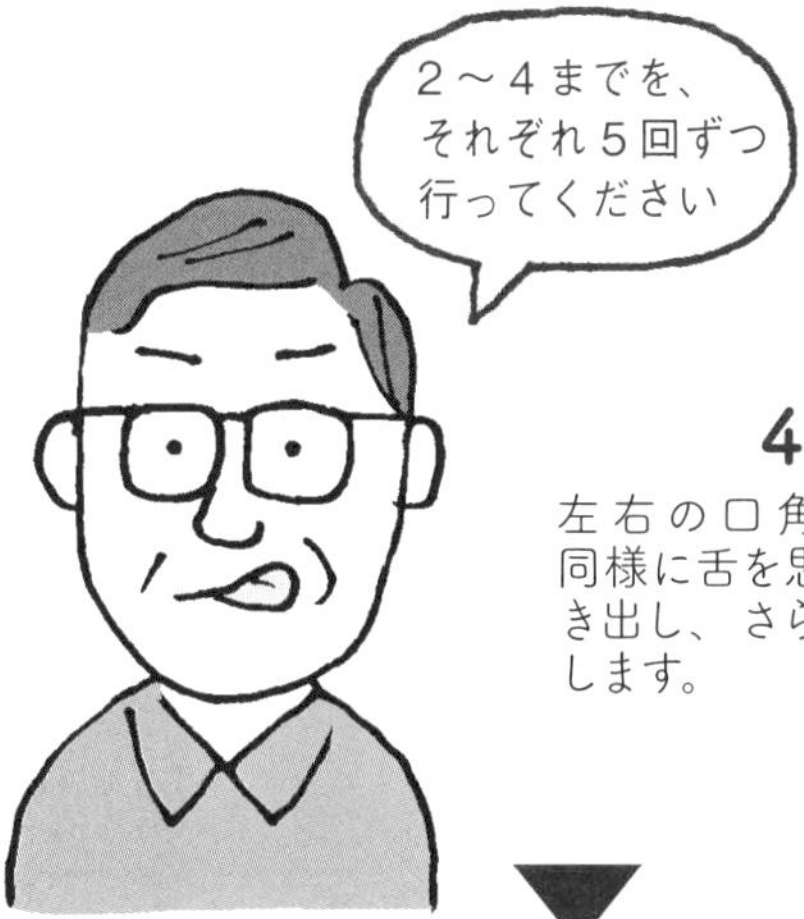
2〜4までを、
それぞれ5回ずつ
行ってください

4

左右の口角部から、同様に舌を思い切り突き出し、さらに押し出します。

5

上下の歯列の外側と内側を、舌先で5〜10回ずつ、ぐるりと触れていきます。これは、口腔内の清掃になり、唇や頬の筋肉を鍛えます。さらに、ほうれい線の深さを軽減し、美容にも効果があります。

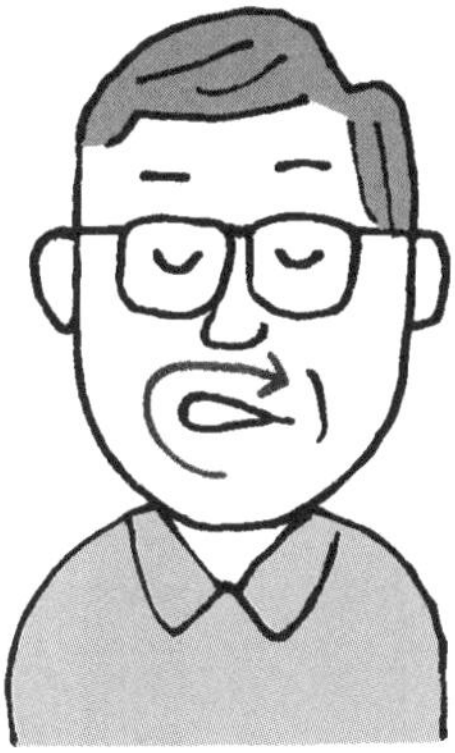

6

舌の先端を口の上奥へ、さらに喉の奥まで推し進めるように、力を入れて押し込みます。これを5回行います。

○唾液を吸い出す技法

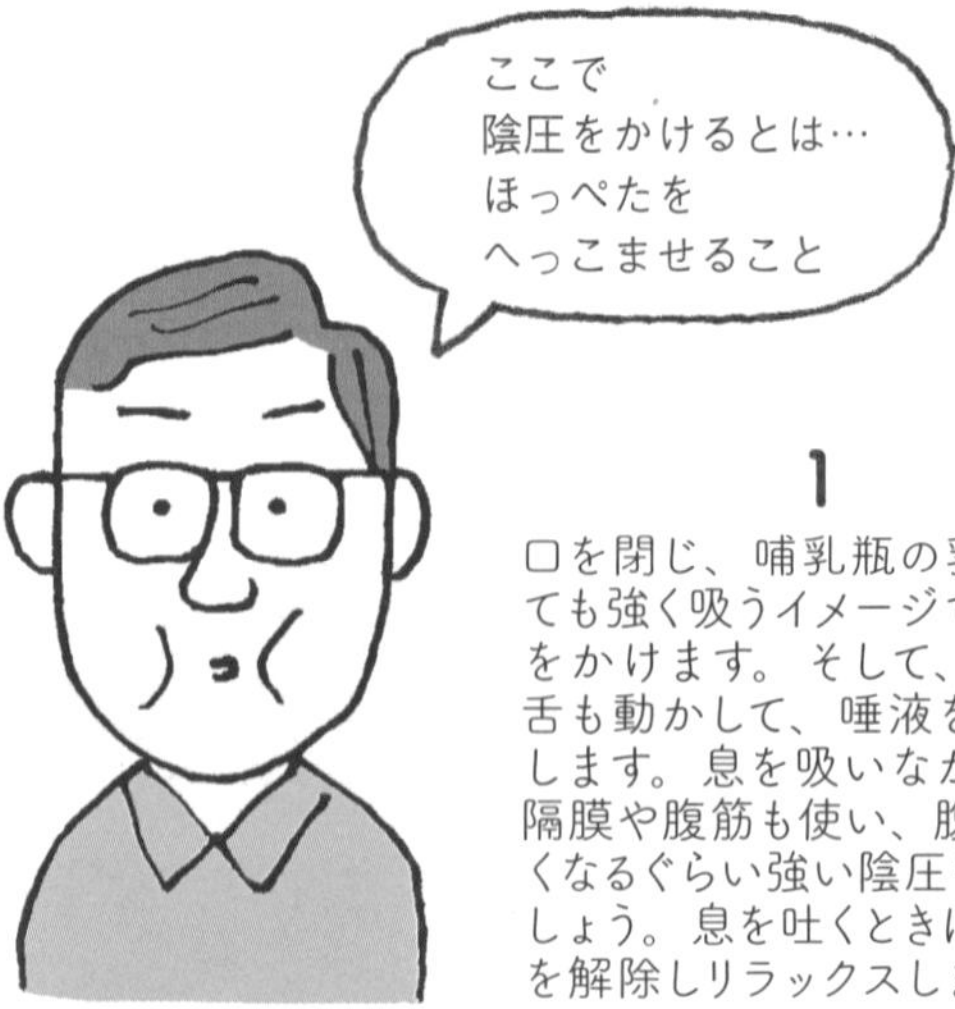
ここで
陰圧をかけるとは…
ほっぺたを
へっこませること

1

口を閉じ、哺乳瓶の乳首をとても強く吸うイメージで、陰圧をかけます。そして、あごと舌も動かして、唾液を吸い出します。息を吸いながら、横隔膜や腹筋も使い、腹壁が硬くなるぐらい強い陰圧をかけましょう。息を吐くときは、陰圧を解除しリラックスします。

2

出てきた唾液は口の中にため、クチュクチュと舌で動かし、口の中でかき回しながら、また陰圧をかけると、さらに唾液が出始めます。初めは５回くらい、慣れたら、いつでもできるときに行ってみてください。

（3）眼球を動かし、脳力をあげる

眼球を動かすことの大切さを、ぜひとも認識していただきたいです。眼球を動かす筋肉は上直筋《じょうちょくきん》、下直筋《かちょくきん》、内側筋、外側筋、外斜筋、内斜筋の6種類あり、神経も動眼《どうがん》神経、滑車《かっしゃ》神経、外転《がいてん》神経の３本がかかわっています。これらが精密に関連しあって、眼球を円滑に動かす仕組みが成り立っています。

眼球を動かすことで、目の疲れ、ドライアイ、頭痛、ボケまで良くなり、脳力も上がります。やることは簡単。眼球を上下、左右に動かす、右・左への回転を行います。

高齢者、うつ状態の方などは、あまり眼球を動かさないで、顔を動かして物を見るようになりがちです。そして、頭も視線も下向きのことが多くなります。それだけで疲れ、気分が沈みます。視線をどの方向に向けるかも重要。上をみるだけで気が晴れてきます。

（イラスト・186～188ページ参照）

◯眼球の上下運動

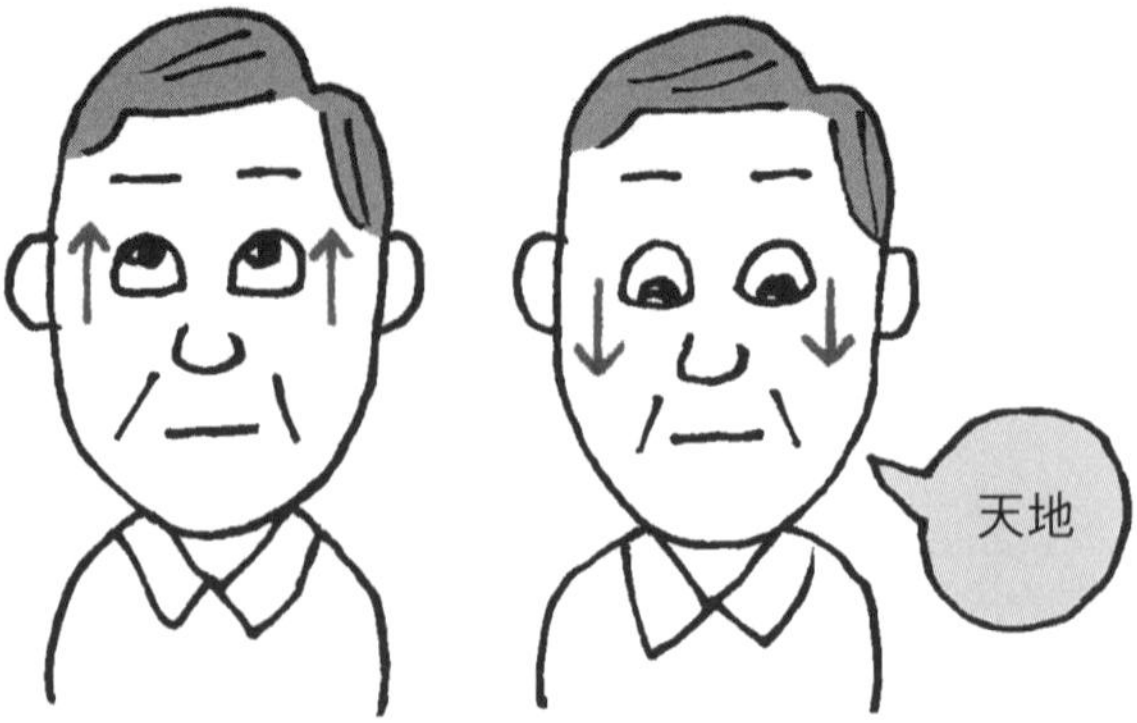

1

視線を限界まで上に向けて５秒凝視したら、次に足先方向に向けて５秒凝視します。これを2〜3回繰り返します。

2

「テーン、チー（天地）」と言いながら、眼球を上下に素早く動かします。これを10回行います。

眼球を動かす場合、宇宙の果てまで眺めるイメージで行います。緑内障の方や、白内障術後の方は避けてください。

◯眼球の左右運動

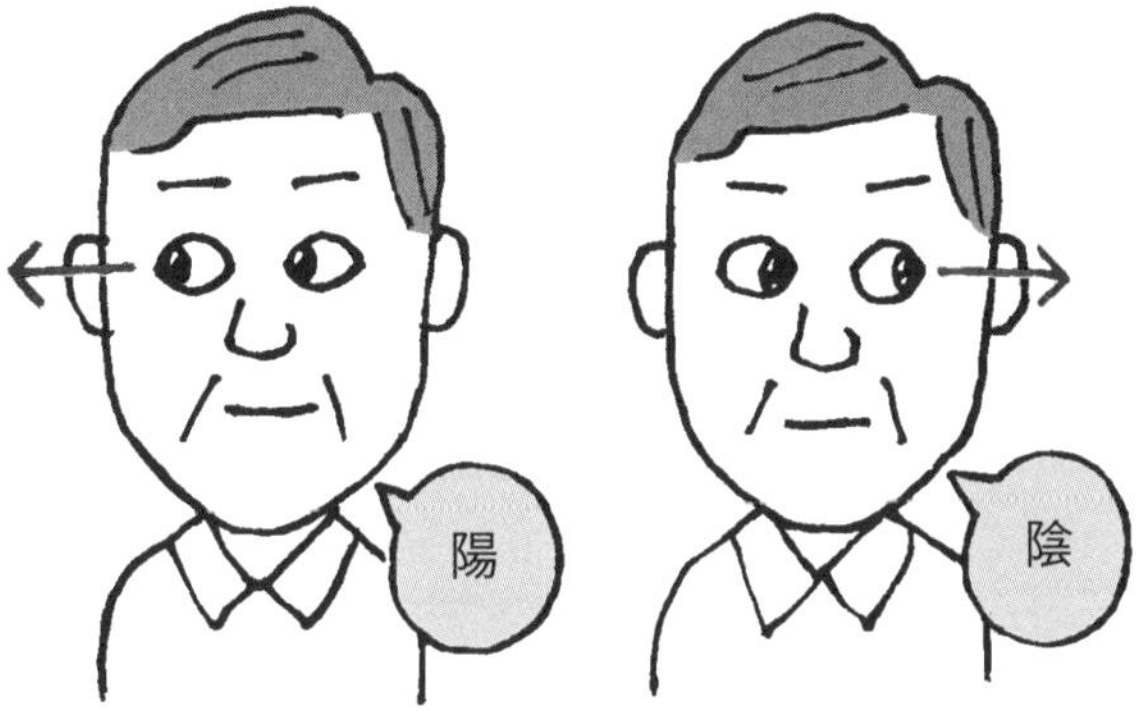

1

視線を限界まで右に向けて5秒凝視したら、次に左に向けて5秒凝視します。これだけで、頭痛や偏頭痛が軽減します。

2

右を見るときは「陽」、左を見るときは「陰」と言いながら、眼球を素早く左右に動かします。

左右運動は、左脳・右脳のバランスをととのえ、協調性を高めます。あまり頻回にすると、気分が悪くなることもありますので、5〜10回ずつ行ってください。

眼球の左右回転

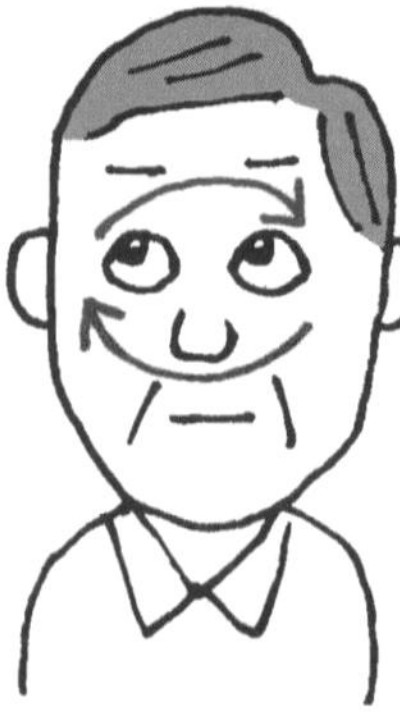

おまじないとして「私は宇宙の中心です。宇宙と一体です。宇宙そのものです」と言いながら行ってみてください。いい気分になれます。

1

ゆっくり大きく、宇宙の果てから果てまで見るつもりで、５～10回ずつ回転させてください。気分が壮大になりませんか。

動作後は、しばらく休み、深い腹式呼吸をします。めまいやしびれ、痛み、温かさ、気分はどうかなど、心身の変化をチェックしてみてください。

また、最後に「イヤーヒーリング・ロータス法」（192ページ参照）で仕上げると、自律神経はさらに強化調整され、心身の奥深くまで癒されます。首から上の運動は感覚器と脳、下は脊髄に関連します。

ベッドに横たわってこれらを刺激すると、脳脊髄神経の活性化、自律神経のバランス調整、免疫《めんえき》防御系が強化され、全身のさまざまな不調が軽快して癒されます。大いに活用してください。

25 チャクラ活性法

ヨガ、鍼灸《しんきゅう》、気功、レイキ*などでは、健康に役立つ刺激・活性ポイントがチャクラ、経絡やツボなどの名称で、多く提示されており、それらを参考にして指や手のひらを使って加圧する、あるいは上下、または左右に揺する、軽く早いマッサージをするだけでもよい変化が起こります。あかね会阿品土谷病院の医療相談外来でも、エネルギーヒーリング法として指導しており、その一部を紹介します。

＊**レイキ**／日本で生まれた手当て療法、エネルギー療法の1つ。欧米では多くの診療施設で用いられている。

手当ての類いですが、各チャクラを下腹部・第1チャクラから頭頂部・第7チャクラまでを30～60回、強弱を付けリズム良く刺激します。脊髄神経や自律神経、神経叢《しんけいそう》などへ振動刺激が広がり、バランス良く活性化するのでリンパや血液の流れ、内臓・内分泌腺《ないぶんぴつせん》な

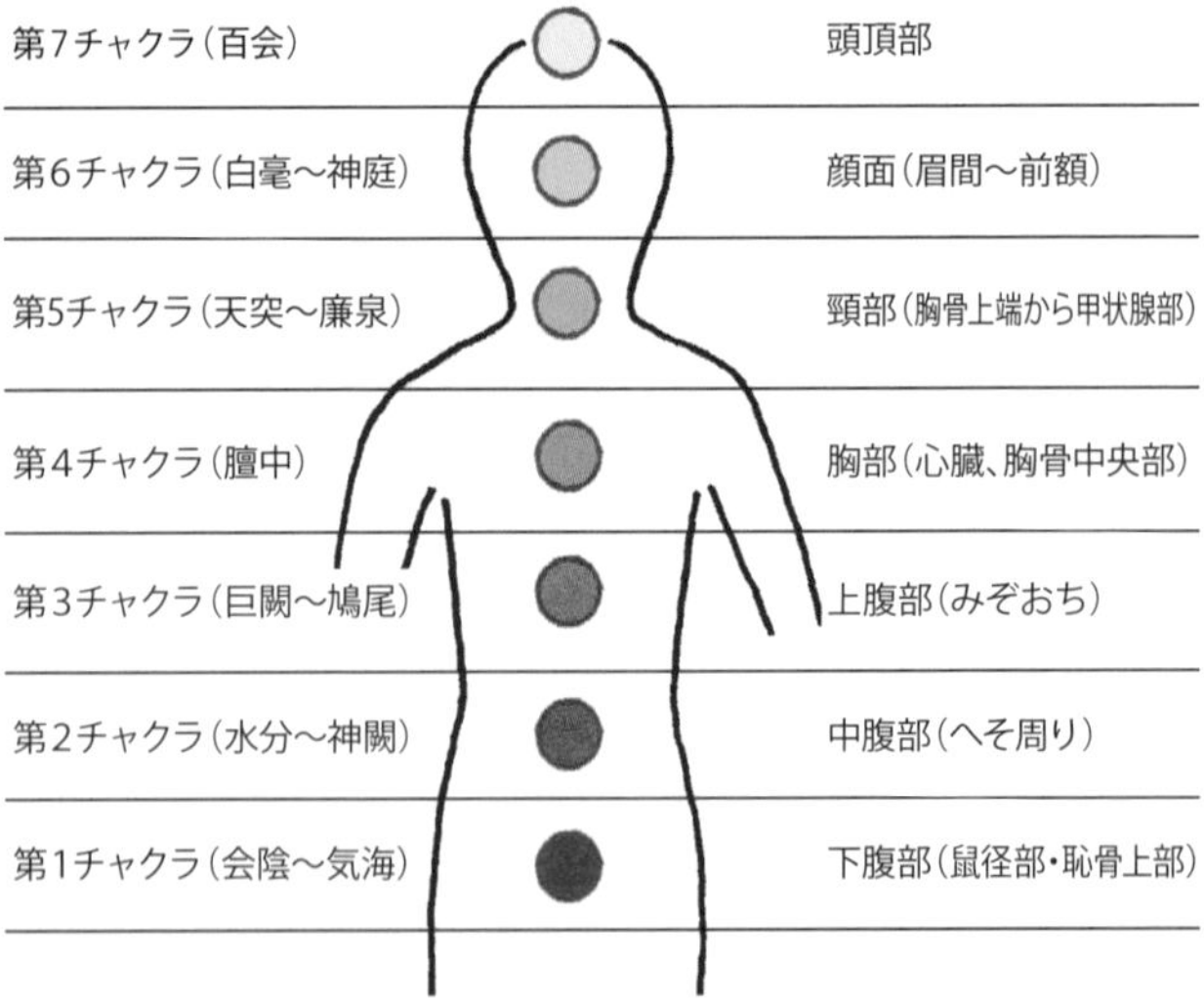

どの機能も高まります。日本では、ほとんど活用されていませんが、簡便で効果は高く、医療現場でももっと広めたい技法の１つです。

・数取りをしながら行いましょう。無理をせず、操作している局所に意識を集中しましょう。

・一動作後はそのまま手を置いて休み、ゆっくり深く腹式呼吸をします。

・手から気を送る、気を動かす、渦を描くなど、イメージして、気の動き、熱感がするなど心身の変化を追います。宇宙や身辺の空間には膨大なフリーエネルギーであふれています。「太陽やブラックホールにつながる」「エネルギーが流れ込む」とイメージするだけで心身や手が温かくなり、ヒーリング効果は倍増します。楽しみましょう。

チャクラ活性法

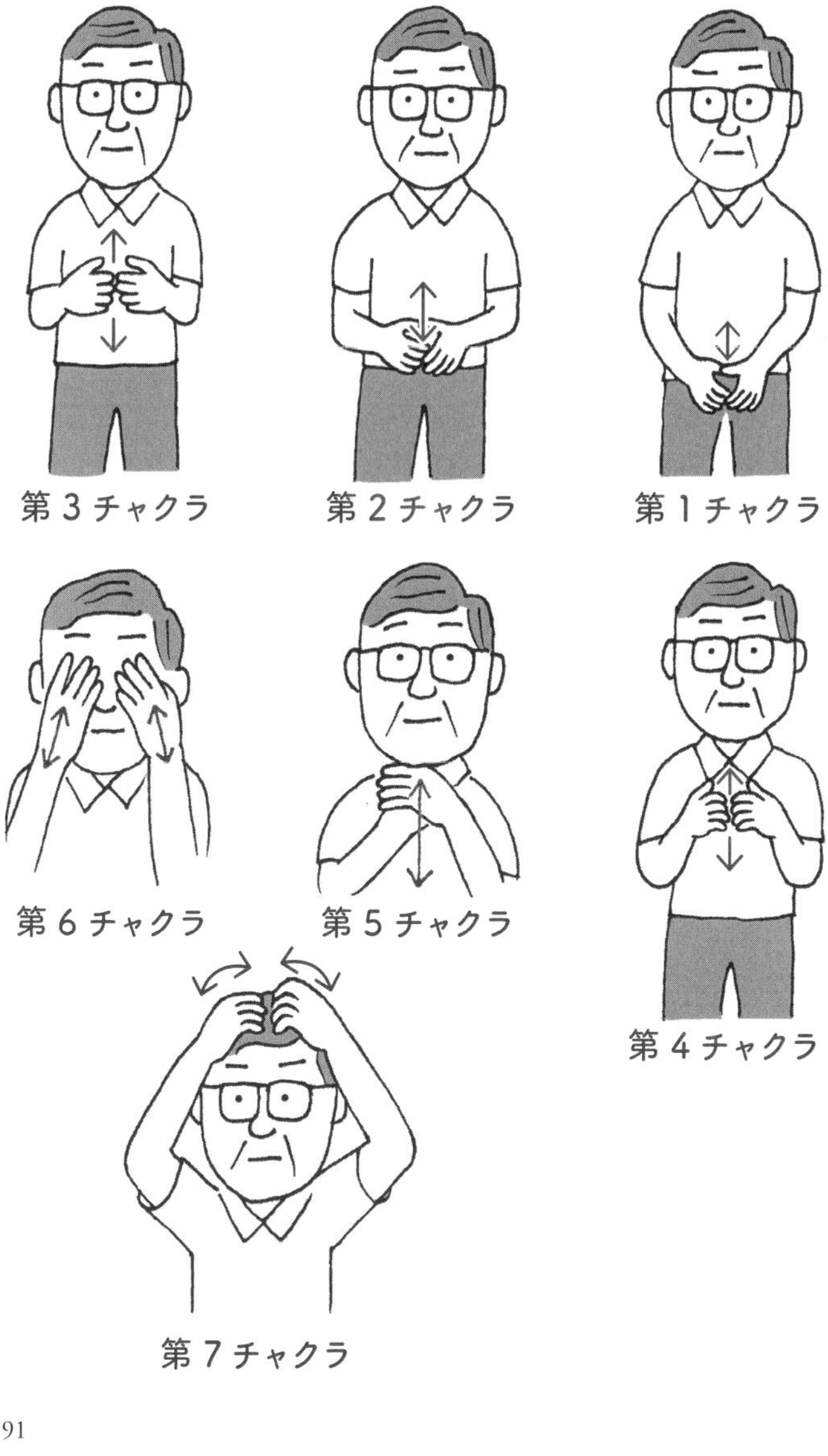
第3チャクラ
第2チャクラ
第1チャクラ
第6チャクラ
第5チャクラ
第4チャクラ
第7チャクラ

26 イヤーサウンドヒーリング・ロータス（蓮華）法
——美しくすこやかに幸福百寿、皇寿をむかえるために

耳つぼ療法は高名な大先達、飯島敬一先生から「耳ひっぱり神門メソッド」を伝授していただき、医療現場でも活用して大好評でした。でも透析《とうせき》患者さんやご高齢の方たちは、指の把持力《はじりょく》*不足で耳ひっぱりが難しいと言われることも多く、耳こすり法も加味して使っている内にイヤーサウンドヒーリング・ロータス法へ発展しました。

それに加えてエジプトで太古から伝承されていたといわれている「イヤーコーニング法」を近藤真澄先生（イヤーコーニング・ジャパン主宰）から伝授していただきました。蜜ロウに浸した麻布を巻き、乾かした長めの細い管を使い、耳孔《じこう》（耳の穴）に先端を入れて反対側を点火、暖気と燃焼音が届き気持ちよく睡魔に襲われ深く、癒されるパワフルな技法です。でも火を使うので、外来診察室では使用禁止。暖かくした指と手のひらで同じ効果

は得られないかと思い、工夫して仕上げた上級者用の技法も紹介します。結構強力です。

＊**把持力**／物を持ったり、握ったりしたときに離さないようにする力のこと。

（1）【初級】イヤーサウンドヒーリング・ロータス法（エナジー）

初級でもいろいろ応用できます。美容と健康に良く、手技自体も簡単です。スプーン状に手のひらを窪ませ、擦り合わせ暖め合掌して準備。ハスの花を作るイメージ、蓮華合掌に似ています。

両手を離し、蓮華花弁で耳を包むイメージで手のひらをやさしく被《かぶ》せ、指先は側・後頭部、手根部は頬に当てます。そして手と肘《ひじ》を使って、やや上後方に揺らし、耳、顔面、脊椎《せきつい》などにバイブレーションをかけます。刻む深呼吸かハミング呼吸でしっかりリズムに乗って行うと良いでしょう。童謡、恋歌、なんでも良いです。好きな歌をゆるやかにハミングしながら50～100回くらいこすり揺らすと耳も心も温かくなり、驚くぐらい癒されます。

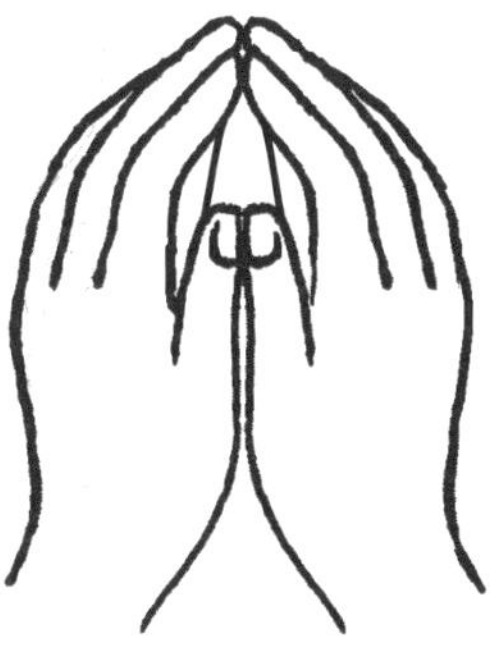

（２）【中級】イヤーサウンドヒーリング・ロータス法（ビューティ）

蓮華が開花し、いろんな花弁が耳に纏《まと》わり付いたイメージでしょうか。女性の皆さんに好評のワークです。

親指は下顎角後部、人差し指は耳介後部、中指を神門に。そして小指を目尻（こめかみ）に当て上後方に軽くひっぱり、きれいなキツネ目を作る。これで準備完成です。

上後方に揺らし、耳・顔面、脊椎《せきつい》などにやさしくバイブレーションをかけていきます。「小顔になれ、リフトアップ」「美しくなれ、全身美肌」「20代の美しさ、元気を思い出す」「幸福です」「百寿、皇寿たのしみです」など自分で呪文を作って唱えるのも良いですね。言葉の力、言霊《ことだま》も活用するとさらに美しくパワーアップします。ハミングを使うのでしたらウエストサイドストーリーのアイ・フィール・プリティでしょうか。

まず体験してみてください。次は上級に進みます。

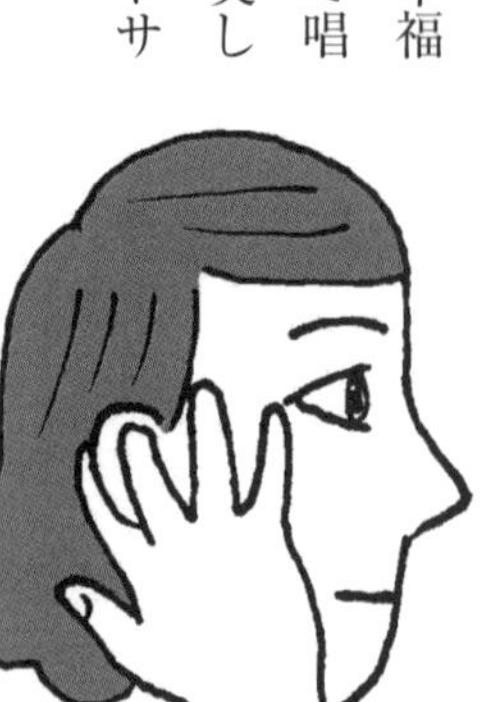

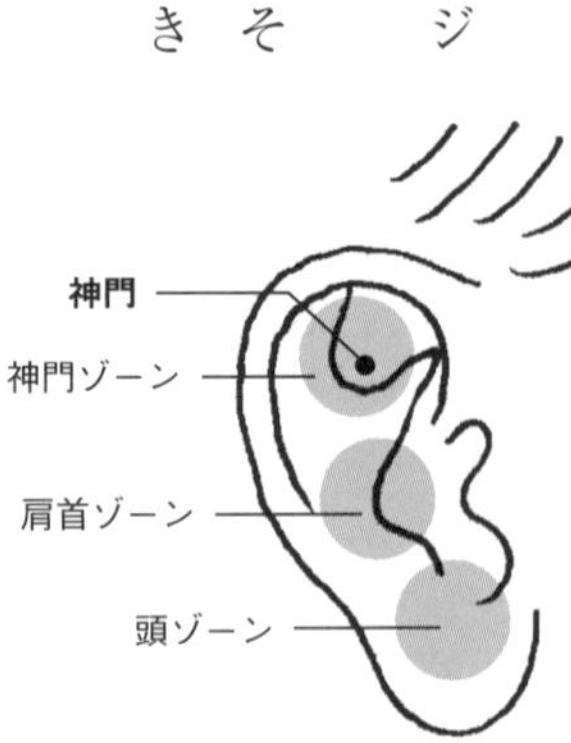

（3）【上級】イヤーサウンドヒーリング・ロータス法（コズミック）

蓮華合掌の手を左右に離し、中指を少し曲げて指先を耳孔に入れて軽く塞《ふさ》ぎます。他の4指は耳介の後ろに移し、耳介で中指を包んで蓮の花を作るイメージ、後は軽く肘を寄せて手根部を頬につけると準備完了です（爪が長く鋭い場合は外耳道を傷つける恐れがあります。無理しないでください）。

まずは立位で目線は少し上向き、セルフハグ・バイブレーション（158ページ参照）の要領で、肘と膝《ひざ》を極めて小さく上下に微振動させていると、遠赤外線で暖を取ったかのように手のひらと中指、続いて頭部から胸が暖かくなりくつろげます。1分間に120～180回ぐらいは揺らしてください。

座ったり、寝たりでもでき、しっかりくつろげます。そのときは上肢・手で耳孔を含めて耳をやさしく軽く揺すり、その振動を脊柱まで届けてやるという感覚、少し難度が高いです。刻む深呼吸でリズムを取ると良いと思います。

大切なのは最後に、仕上げとして大きく深呼吸をしながら呼気時に長く「オーーム」のマントラを唱えます。舌先を低い音では下歯列の裏に、高い音では上歯列より上に軽くつけ、低い「ド」から高い「ド」まで音階を1回ごとにあげ、マントラを脳から宇宙全体

◯イヤーサウンドヒーリング・ロータス法（上級）

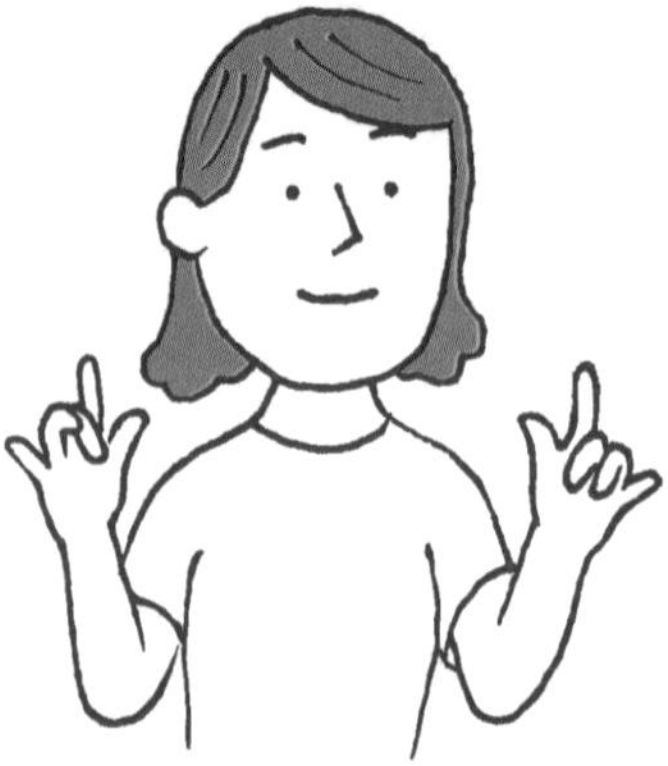

1

蓮華合掌の手を左右に離し、中指を少し曲げます。

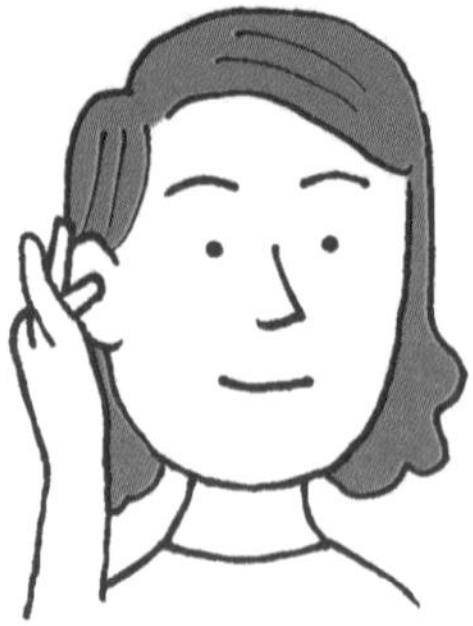

2

指先を耳孔に入れて軽く塞ぎます。

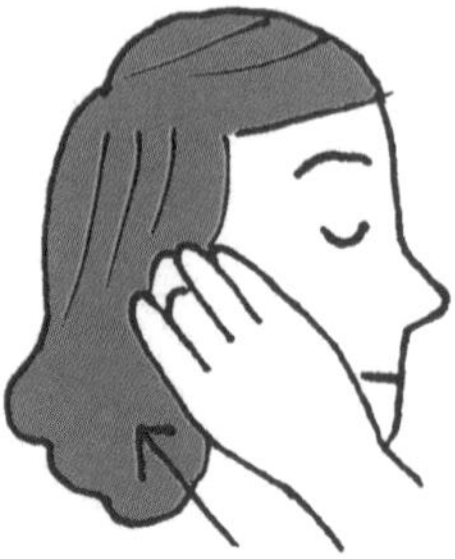

3

他の４つの指は耳介の後ろに移し、耳介で中指を包んで蓮の花を作るイメージ、後は軽く肘を寄せて手根部を頬につけます。

目線は少し上向き、セルフハグ・バイブレーション（158 ページ参照）の要領で、肘と膝を極めて小さく上下に微振動させましょう。

に響かせるイメージです。高い音は脳から天に抜けて宇宙へ、低い音は胸・ハートのチャクラを通り大地にも響き、素晴らしいヒーリングになりますね。

耳孔・耳全体、そして指先への経絡刺激に脳、胸腹部へのサウンド効果も加わり遠火で温められる感じです。視床《ししょう》、視床上部《ししょうじょうぶ》・視床下部《ししょうかぶ》、下垂体《かすいたい》に顔面神経、三叉神経、迷走神経などまでしっかり刺激・活性化され、オキシトシン、ドーパミン、エンドルフィン、一酸化窒素などの分泌《ぶんぴつ》も高まります。唾液《だえき》腺、甲状腺《こうじょうせん》・胸腺《きょうせん》、心肺、肝、膵《すい》、腎《じん》・副腎《ふくじん》、胃腸など胸腹部の臓器、そして心身のさまざまな苦痛、不調も軽くなり癒され、幸福感も増強していくようです。

血管拡張と血流改善をもたらし、血圧も楽に低下します。これをやるだけで30㎜Hgぐらいは、いつでも直ぐ改善できるようになったという方もおられ驚きました。最強のセルフヒーリング法の1つといっても良いと思います。

マントラの代わりに「ドレミの歌」でハミングする、般若心経《はんにゃしんぎょう》を唱えるなど、いろいろ楽しんでみてください。

美しくすこやかに幸福百寿、皇寿をむかえるために「イヤーサウンドヒーリング・ロータス法」をしっかり活用してくださるとうれしいです。

（４）軽い運動で心身に良い物質が増える

日々、日光を浴びながら素足で大地を踏みしめ、天地に感謝しながら体を動かしたり、深浅《しんせん》・緩急を付けて呼吸したり、あるいは、森林をのんびり散歩したりする――。それを続けるだけで、身も心も天地のエネルギーで満たされます。

運動が心身の機能を改善していく機序（仕組み）も多方面で解明されています。「幸せホルモン」と呼ばれるオキシトシン、ストレスや苦痛を和らげるドーパミン、エンドルフィン、一酸化窒素、また、臓器活性化に役立つ「メッセージ物質」（アイシリン、オステオカルシンなど）も増加し、筋骨やさまざまな臓器に驚くような変化が起こることがわかっています。心身は快調、病気を遠ざけ、寿命も延びそうですね。

調身を極めるには、良質の技法を多く学んで繰り返し実行し、いいものを持続することが大切です。超人的な記録を残した野球のイチロー選手も、良質なトレーニング、丁寧な心身ケアを繰り返し実行しており、それが長年にわたる活躍につながっていると思います。

27 運動後の手当て・休息は総仕上げ、調身のキーポイント

運動したら、その後が大切です。多くの人は運動しても、その後の体の手入れ、休息の重要性を忘れています。そして、「だるい」「疲れた」「足腰が痛い」などと、不調を嘆くのです。

ヨガで、最後に「シャヴァ・アーサナ（屍《しかばね》のポーズ）」を取るのも、リラックスと休養のためです。運動後は、疲れた体をいたわり感謝しながら、自分で手足、胸、腹、腰、背中、頭や首回りあたりまで、もみ擦《さす》って手当てし、深呼吸、完全休息するなどが重要です。

そして、7～8時間程度は良質の睡眠を取る。これが、調身で最も大切な要でメラトニンと成長ホルモン分泌も増加し、不調箇所のリペア（修復）は順調に進みます。調身に

取り組むには、感謝と手当て、休養と睡眠をセットで考えることが必須です。

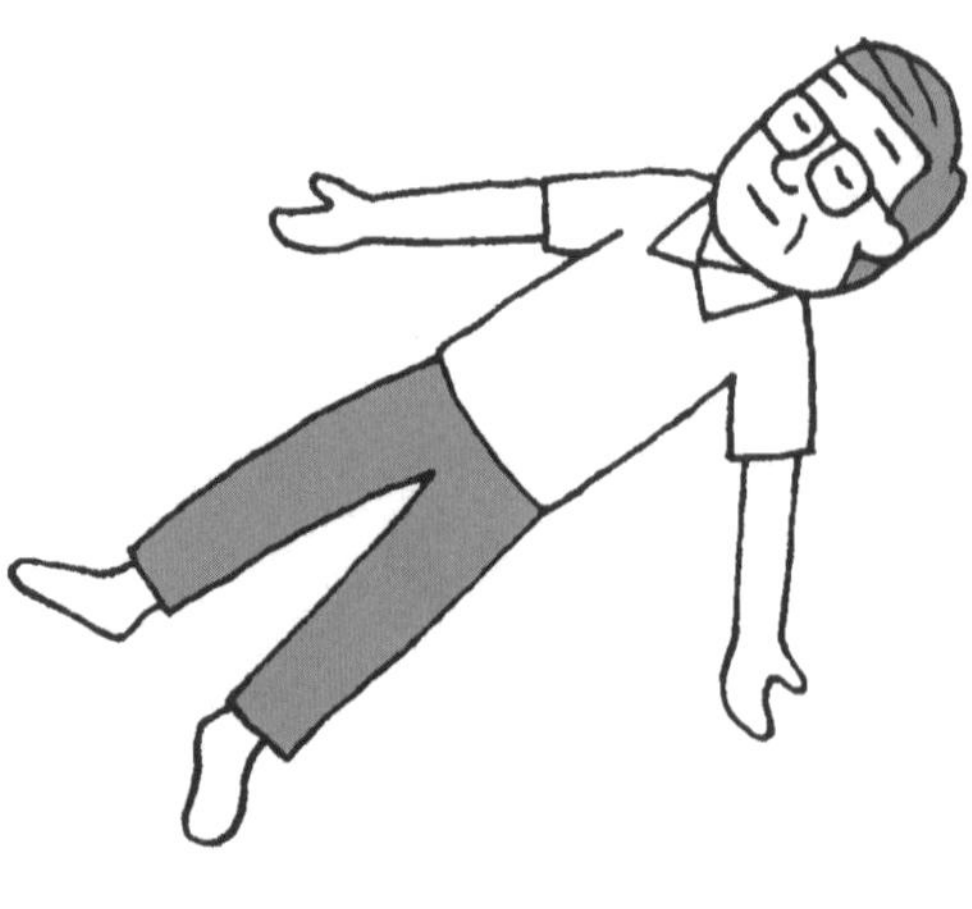

コラム

自分でできる！ COVID-19（新型コロナウイルス感染症）予防法

新型コロナウイルス感染に対して、医療機関の対応も上手になり、重症者には抗ウイルス剤「レムデシビル」やステロイド剤「デキサメサゾン」も活用してますし、回復者血漿療法も可能です。致死率は低下していました。すでに欧米ではワクチンの使用が始まっています。日本はこれからですが大きな期待がかかっています。

でも米国の感染者は1500万人、死亡者は30万人を超え世界一、ヨーロッパでも再度感染拡大のため移動制限を強化しています。いよいよ第三波の来襲、コロナ変異で感染力が強くなったのか、日本各地で感染者は急増し重症者、死亡者も多くなってきました。医療システムに大きな負荷がかかり、破綻も危惧されています。冬には必発のインフルエンザへの対策を含めて、今しばらくは非常に厳しい日々が続きそうです。

こんな状況下ですから「マスク、手洗いやうがい、3密を避け在宅を心がける」などに加えて大切なことは、本来人間が備えている自己治癒力・免疫《めんえき》防御力を強化し、感染防止、あるいは感染しても軽症で切り抜けることだと思います。

よく言われるのは「日光浴しながら適度な運動、栄養バランスの良い食事と良質な睡眠をとる、ストレスを逃がす」などの重要性です。

では具体的にどうすれば良いかです。重複しますが、今一度、ポイントになる「健康維持と免疫力強化」「自分でできる感染予防対策」などを中心にまとめてみます。

変だと思ったら必ず受診する

体調不良、風邪気味と思ったら、早目に受診。日本でもようやく、新型コロナ感染の有無を迅速に検査できるようになりました。陰性ならまずひと安心。陽性なら、きちんと対応してもらえます。

パルスオキシメーターといって、指先を入れるだけで血中酸素濃度を測定できる小型器具があり、ネットでも買えます。ホテルに隔離されても、それでモニターして血中酸素が下がった場合、自覚症状がなくても医師に連絡すれば、手遅れ防止につながり安心です。

食事と栄養管理で免疫力増強

暴飲暴食と夜遊び、添加物の多いジャンクフード、白砂糖、白米、白パン、トランス脂肪酸を含むマーガリン、ショートニングなどは避ける。炭水化物、タンパク質、脂肪、食物繊維、ビタミン、アミノ酸、ミネラルを、栄養補助食品も活用してバランス良く適正に取る。日本の伝統的な食材「まごわやさしい」なども活用すると免疫力や自己治癒力は、強化されます。日本人の死亡率が低いのは抗ウイルス力、自然免疫増強効果の高いのり、昆布、わかめなどの海藻類をよく摂取するためではないかともいわれています。

加えてビタミンD3・A・E・C・B6・葉酸・B12、ユビキノン、およびヨード、マグネシウム、亜鉛、銅、セレンなどのようなミネラル、善玉腸内細菌を増やすための納豆やキムチなど発酵食品、バイオプラス、食物繊維などを気をつけて補うことにより、腸内フローラもととのい、免疫システムはさらに強化され、ウイルス感染を防ぐ可能性が高くなります。ビタミン・ミネラル・アミノ酸・乳酸菌を総合的に取れる安価で良質な市販品も増えており、便利になりました。

体力の落ちている方には漢方やアーユルヴェーダなど伝承医学も活用し、風邪やインフルエンザ予防治療にもよく使われている葛根湯《かっこんとう》、補中益気湯《ほちゅうえっきとう》、人参養栄湯《にんじんようえいとう》、アシュワガンダ、エルダーベリーなど、試してみる手もあります。オーソモレキュラー医学・メガビタミン療法も少し触れておきましたが（25ページ参照）、少し増量してBコンプレックス50〜100mg、C 2000mg、D3 5000〜10000IU、E 400mg、セレン200mg、亜鉛35mgぐらいを毎日補給するだけでも、気力体力、自然免疫力も増強し、インフルエンザはもちろん、新型コロナウイルス感染予防効果も大いに期待できると思います。

これらの漢方、メガビタミン療法は私自身もここ数年、冬場に試してきました。成人の場合、ほとんど副作用はありませんが、3週間以上連用するときは要注意。漢方やオーソモリキュラー医学に詳しい医師に相談されると最適な処方、服用法などを入手できます。

日光浴、呼吸、運動法で自律神経調整・免疫力増強

呼吸でまず大事なこと——普段している呼吸では肺の上3分の2しか使ってないので、下肺では空気が淀み、肺に入ったウイルスは溜《た》まり増殖していきます。ぞっとする光景で

すね。よくイメージしておいてください。

呼吸法、まず腹式深呼吸法です。空気の綺麗なところでしっかりお腹《なか》を引っ込め、押しながら息を吐き続ける。次は、しっかり息を吸いつづけながらお腹、胸を押し膨らませていく、それを続けてください。肺内のウイルスはすっかり綺麗に吐き出したというイメージで終わります。循環呼吸法ができれば免疫増強・ストレス対策にも活用できます（133ページ参照）。

運動は屋外で日光を浴びながら綺麗な空気を吸ってする。紫外線でウイルスは殺菌されますし、皮膚で活性型ビタミンD3も作られ、気道粘膜も強化されてウイルスの侵襲を防いでくれるなど、良いことばかりです。でも、ここでは室内でも簡単にできるセルフハグ・バイブレーション法を推奨します（158ページ参照）。肩幅ぐらいで立ち、セルフハグをして、100回ぐらい軽く腕と膝《ひざ》を上下に動かす。これだけで脊髄《せきずい》神経31対、自律神経が刺激され、全身の細胞、組織、臓器が活性化します。そのとき、セルフハグの手をご先祖の神仏、あるいは素敵な方の温かい手だとイメージできれば天国……大いに癒されますね。10分くらいを朝昼夕、毎日続けると週210分、それだけで心身機能維持に貢献します。

またその後に、手を耳に当てて、簡便で最強のイヤーサウンドヒーリング・ロータス法（192ページ参照）に切り替え「オーム」と唱えたり、好きな歌でハミング呼吸もやってみてください。視床上部《ししょうじょうぶ》・下部や脳下垂体《のうかすいたい》、迷走神経も活性化してオキシトシン、ドーパミン、エンドルフィン、一酸化窒素なども増加します。幸福感をもたらし、苦痛やストレスは軽減し、自己治癒力、免疫力はさらに増強しますね。

運動の後は手当てと休養、そして22時以降の夜更かし夜遊びは厳禁です。睡眠時間7〜8時間を確保してください。メラトニン、成長ホルモンが働いて、不具合や疲れは軽減し、いい朝が迎えられ体力が復活ですね。

「在宅で座りっぱなしでは、エコノミークラス症候群も心配、下肢深部静脈血栓《かししんぶじょうみゃくけっせん》ができて肺塞栓《はいそくせん》まで悪化すると危険です。予防に使えるワークを1つあげると、足を伸ばして仰向け。片膝をあげて、その膝裏に両手を当てて引き上げ、胸に近づける。汲み上げポンプを動かす要領で下腿を大きく15回ぐらい上下に動かします（174ページ参照）。たったそれだけでリンパと血液の流れが改善し血栓、浮腫《ふしゅ》、筋硬直を防止、疲れがしっかり取れます。そして小まめな水分補強も大切です。

「3密を避け自宅待機」で起こるストレス対策

世界中の人たちが過剰なストレスに晒《さら》され、大なり小なり心配や不安、恐怖や怒りなどの感情を抱いての自宅待機をしています。また、経済不安もあって自殺者増加も危惧されています。

爪もみ、耳ひっぱり、手当てするだけでも、気分が落ち着きます。ご先祖や神仏に祈る、般若心経《はんにゃしんぎょう》などを読経《どきょう》するのもよい瞑想《めいそう》になり、心身がくつろぐと思います。

五感（視覚、聴覚、触覚、味覚、嗅覚）を楽しませるのも良いですね。スマートフォンで、素敵なコンサートや映画鑑賞、世界旅行参加など、イメージを膨らませるといろんな疑似体験、親しい方との交流なども簡単にできます。

また、お茶したり、アロマの良い香りでリラックスしたりするのも良いですね。ラベンダー、ユーカリ、ティーツリー、オレンジ、カモミールなどは、抗ウイルス効果もありますから、マスクに少しつけるのもおすすめ。そして、コップに水を張って一滴落とし、あるいはティッシュに一滴落として枕元に置いておく、それだけでもくつろげ、良眠できて良い夢が見れます。ストレス対策のコツは、何でも楽しんで気楽にやってみることです。

そこから光が見えるでしょう。

終わりに

私たちの体内にはいろんなウイルスが共生しており、体を冷やすと帯状疱疹《たいじょうほうしん》のような悪さをします。そして忘れた頃には、また新たなウイルスや細菌などが来襲します。COVID-19（新型コロナウイルス感染症）パンデミックを生きぬくには、いずれは手懐けて仲良くしてやるよと、ストレスを逆用できるぐらいの叡智《えいち》と戦略も必要ですね。

良いかかりつけ医と相談し、最先端総合医療も活用すること。そしてご自身もセルフケア・ヒーリング法で免疫力・自己治癒力を増強し、感染対策していくことです。国や他人任せでなく、自分で考えてやってみる。その方法を生かし、ご家族や職場内の感染も防御していく。これが大切です。少しでも本書が役立てば幸いです。

1 実践者からのメッセージ

土肥先生と出会って——「自己治癒力への目覚め」

田城 可奈子さん（無職）

「自分の体をいたわっていますか?」

そう問われて、答えに詰まった。睡眠も栄養もたっぷり取って、自分に甘過ぎるほどだ。しかし、それでいたわっていることになるのか——。

私は、30年以上も前から頭痛と胃痛に付き合ってきた。常に痛み止めを持ち歩く生活。検査では特に異常は見つからず、これからもこんな生活が続くのだろうとぼんやりと考えていた。

2013年の春も、いつもの胃痛が出ていた。いくつかの検査を受けたが、やはり原因はわからず、痛みで夜も眠れない日が続いていた。そんなときに、土肥雪彦先生との出会いがあった。凝《こ》り固まった私の肩や背中をほぐしてくださった先生の手のひらは、びっくりするほど温かく、何かエネルギーを発しているように感じられた。

そして、そのときに先生から問われたのが、「自分の体をいたわっていますか？」という言葉だった。私にとってきりきりと痛む胃も、吐き気がするほど痛む頭も、面倒でやっかいなもの以外の何物でもなかった。どちらも私の体の一部であるのに、私に反抗する敵のような存在だと感じていた。しかし、土肥先生のお話を伺ううち、頭も胃も私の大切な一部であり、愛おしい存在に思えてきた。私は自分の体をいたわってこなかったことに、ようやく気づいた。

これまで、頭痛のときは頭にばかり、胃痛のときは胃のあたりにばかり気持ちが向かっていた。だが、土肥先生の治療は違っていた。ふだん何気なくしている呼吸を深くしてみる。足の裏やふくらはぎなどにも指圧をしたり、体全体を金魚のように揺らしたり、耳へのマッサージなどをしたりする。いつもは忘れている自分の体の部分部分を意識し、感謝したり、問いかけたりしながら向き合い、痛みの場所や、痛みとつながっている緩和のポイントを探っていく。

頭痛の緩和ポイントが、頭から遠く離れた足の裏や手の指にまであるなど、人間の体のなんと微妙で複雑なことか――。そして、時間をかけてゆっくりと治療を受けていくうちに、すっきりして頭痛が消えたり、視野が広がったと感じたりするのも不思議で、とてもありがたいことだ。

先生から治療を受けるのは、2〜3週間に1回程度。その間に、今でもときおり痛み止めの薬を必要とすることはある。しかし、以前と比べ、その回数は著しく減った。大きな要因は、恐らく退職を機に家で時間を過ごすことが多くなった夫の助けがあるからだろうと感じている。

私の治療にいつも付き添ってくれる夫は、土肥先生の治療法を間近に見るだけでなく、頭痛や腹痛などを緩和するポイントを先生から教わり、やり方まで手ほどきしていただいている。先生の手のひらの温かさには遠く及ばないが、夫の手のひらからも、間違いなく温かさが伝わってくる。先生によると、夫の手からも「気」が出ているとのこと。家で頭痛や腹痛に襲われたとき、実際に夫の助けを借りて痛みが和らいでいくと、人は誰にでも「ヒーリングパワー」があるのだと実感する。

先生は、いつも治療の際に「自分が太陽や宇宙とつながっていることをイメージしなさい」と言われる。手当てをしてくれているときの夫は、よく目を閉じて、そんな心象をイメージするようにしているという。すると、手のひらから伝わる温かさが強まり、痛みがより取れるような気がする。うまくケアしていくことで、痛みが和らぎ、消えていく。それは私にとって、非常にうれしい出来事だ。

また、マイナス思考の傾向が強い心のありようも、体の調子に深く関係しているのだということを、先生のおかげで気づくことができた。意志が弱いので、毎日ケアすることはできていないが、治療を受けるたびに日々のケアの大切さを痛感する。

土肥先生との出会いから2年余りが過ぎた。この間、頭痛や胃痛だけでなく、五十肩の痛みとの付き合いもあった。これから先も体の状態はいろいろ変わっていくだろう。でも、先生の教えの通り自分の体をいたわりながら、自分の体の中の「快復力」を信じて、毎日を過ごしていきたいと思っている。

〈数回の指導で、ご主人の手のひらは大変温かく変化し、痛みのある周辺に手を当て軽くもまれるだけで、奥さまの肩や後頭部の痛みが軽減するようになりました。「レイキヒーラー」中級者ぐらいのエネルギーは出ている様子、「癒やしの手」そのものに変わりました。でも、奥さまの手は冷たくて、気など出ないと思い込んでおられるようでした。

そのうち、セルフヒーリングを20分ぐらい、ご主人の手助けも受けながらなさると、素晴らしく温かな手に変わっていくのがわかりました。これは良い機会だと思いおすすめしてご主人の背中に手を当て、ヒーリングをやっていただきました。ご主人は「温かい、気持ちが良い、癒やされる。」と言われ、その言葉に奥さまも、〝自分にも手から気が出るんだと〟確信されたようです。

このように、チャクラ・経絡を活性化させて、患者さんご自身が癒す能力を獲得していただくこと、そして何時でも活用なさってくださる、いわば患者さんすべての方たちが、素晴らしいセルフヒーラー、ご家族のためのファミリーヒーラーになっていただく。それが私の願いなのです〉（土肥）

❷ 実践者からのメッセージ

土肥式セルフケア・セルフヒーリングのすすめ

星野修司さん
星野外科クリニック理事長(広島市)

ベッドでできる「セルフケア・セルフヒーリング(土肥式)」はおすすめです。透析《とうせき》患者さんのために、そして、私自身や職員も活用しています。

私の印象では、いわゆる土肥式セルフヒーリングは綿密に考案されてきたもので、現在も進化を続けています。そこにはヨガのエッセンス、自律神経系の巧妙な調整、傷んだ筋肉と精神を修復させるための究極的に合理化された方法が含まれています。技法は日々の実用化へ向けて極めて簡潔に作られており、誰でも活用することができ、費用、他人の手、特別な薬剤を必要としません。しかも多彩な方式の中から個々人に最も適したレシピを選択していただけます。

土肥雪彦先生(広島大学名誉教授)は、脳外科医から転向され1967年に米国シアトルのワシントン州立大学で血液透析《とうせき》、腎臓《じんぞう》移植を学ばれ、中国四国地方の透析・移植医療、臓器不全外科の先駆者として大きな功績を残されています。

脳生理学、生化学、免疫学《めんえきがく》、哲学、芸術にも精通され、外科学、臓器移植の第一人者であることはいうまでもありません。微小血管外科手法を多くの一般外科手術へ取り入れられ、それまで不可能とされていた体外肝手術、血流遮断下肝切除など、さまざまな手術が安全・確実にできるようになりました。結果、生体間《せいたい》の部分肝移植の実現にも成功されました。多くの弟子となられる先生方が、こうした業績を引き継がれ、さまざまな分野で先駆的な役割を担っておられます。

不思議に思うのは、「最先端の西洋医学がどのように東洋医学と調和していったのか?」です。それは30年以上前に遡《さかのぼ》ると考えられますが、その答えに近づくためもう少し時間がかかりそうです。当時すでに、土肥先生は患者さんの苦悩を緩和するために、漢方薬や経絡刺激の効能に言及されていました。

私は3年前に、ようやく長年の精神的な行き詰まりから抜け出すことができました。1人の外来患者として土谷総合病院のセカンドオピニオン医療相談外来を受診させていただいた時点では、開業医としての職責の継続は不可能と判断していました。肉体的・精神的な負担が自己能力の限界を超えていると思い込み、窮地に追い詰められた状況でした。
（1）最初、土肥先生の治療は、私の姿勢の矯正《きょうせい》から始まりました。脊椎《せきつい》とそれに付随する筋肉が硬直しており、姿勢としては当然猫背となっていました。そこで、呼吸法や気を太陽・宇宙へ通じさせることを学び、些細なことにとらわれず、抑うつ的な思考回路から解放されるのを実感できました。言葉だけで、姿勢の矯正といっても多くの方には理解していただけないと思いますが、土肥式セルフヒーリングの真骨頂がそこにあります。本書を読んで試してみられるとおわかりになるでしょう。

私に処方いただきました脊椎《せきつい》・筋肉の体位変動を、毎日、仕事中を含めて繰り返し体感するだけで達成できるのです。痛めていた筋肉も自然とほぐされてゆき、まずは1つの障害を取り除くことができます。
（2）ヨガを勉強していない私が申し上げるのは躊躇《ためら》われますが、土肥式チャクラの活性法は、気力を備え、冷え症になってしまった体に温もりを取り戻すために不可欠となっています。私の場合、少なくとも4つのチャクラを軽くこするだけで、体全体に心地よい温もりと気力を維持することが可能となりました。

早朝起床に苦痛がなくなり、冷えに打ち勝つことができました。

（3）耳ひっぱり脊椎バイブレーション法も完成度の高いものです。書籍で扱われているので、多くの方がご存知です。軽度のイライラや癇癪《かんしゃく》は、意外と自分では気づきにくく、また、気づいても放置されがちです。それが心身の不調を深めていき、正しい判断と対応は遅れ、さらに病状は悪化していきます。精神安定剤、抗うつ剤、睡眠薬の服用まで必要となったりして、ますます快癒《かいゆ》は難しくなります。

日頃から耳ひっぱり法を活用してもいいですし、土肥先生が新たに考案された、両手を使って下顎《したあご》骨角後方と神門に指を当て、脊椎もバイブさせる方法は効力抜群で、心身がくつろぎ、少々の病はこれだけでも癒やされそうです。

また、土肥先生の舌の運動と唾液《だえき》を出すワークにより、唾液分泌《ぶんぴ》が始まり、同時に自律神経調整・頭脳の活性化が即効的に得られることには驚かされます。かつての私のように、身も心も硬直していながら、自分ではそのことに気づいていない方が、たくさんおられると思います。土肥式セルフヒーリングを実践されることを願ってやみません。

あとがき

振り返って、今思うこと
「皇寿まで生きて、認知症をなくする」

大学病院時代は、自分のやりたい分野を中心に注力して、それなりの成果が上がれば、それなりに多少は恩返しできているなと自負していました。定年で大学を去るとき、やり残した夢は「がんの撲滅」と「機能不全臓器の体内自己修復・再生医療」、生まれ変わってもやり遂げたいとの思いがありました。

その後、十数年で私自身の老化や認知能低下への危惧、そして老健シェスタでは百寿前後の超高齢の方々との出会いもあって、次の夢は「心身の若返りと老化防止対策、そして認知症をなくする」です。新たな課題と夢が加わり、楽しみながら学んでおります。

デビッド・A・シンクレア達は、著書『LIFE SPAN 老いなき世界』で、老化は病気だと位置づけし、研究や治療をしていけば、「誰もが人生120年時代を若く生きられる」、そして「人類は老いない身体を手に入れられる」と主張しています。さらに最先端の老化研究の現状、それがもたらす未来像までしっかりと描いており、多くの学びがあります。

私もその一部は本書でも述べていますが、低カロリー食、ミニ断食、低温、低気圧、負荷運動などの軽いストレスが生活習慣病、糖尿病、脳心血管病、がん、認知症、老化を防ぎ長寿をもたらします。そのほかにファイトケミカル関連でも、大昔にフレンチ・ライラックという薬草成分から合成された糖尿病薬メトホルミン、赤ブドウ果皮などに含まれるレスペトロールなども長寿遺伝子サーチュインを活性化し、多くの疾患予防と長寿をもたらすことがマウスを使った実験で明らかにされています。

最近注目されているのは、ナイアシン（B3）から合成されるNAD（ニコチンアミドアデニンジヌクレオチド）がサーチュイン遺伝子群をすべて活動させ、若返りと長寿効果をもたらすことが明らかになっており、その前駆物質NMN（ニコチンアミドモノヌクレオチド）が若返り長寿サプリメントとして脚光を浴びています。

「生きて良し、逝っても吉」の心境に近いのですが、治験として私も早速試しております。

広島県の男性最長寿記録は故山下義一氏の112歳、111歳（皇寿）にはお元気で著書『111歳。やっぱり、めでたい！』を出しておられ驚歎でした。これからは人生110～

120年時代ですか、私も今暫し頑張り「皇寿まで生きる、認知症を消滅させる」。駄目だったら生まれかわってでも、またチャレンジしたいという思いが強くなっております。拙著『自己治癒力を目覚めさせる 土肥メソッド』が、「美しくすこやかに幸福皇寿を迎えるために」、すこしでもお役に立てば無上の喜びでございます。

最後になりましたが、伝統的医療と補完代替医療の両分野でご指導ご支援をいただいた多くの偉大な先生方、仲間や友人の皆様に、心より有り難く厚く感謝申しあげます。ひどい原稿を我慢強く、何とか纏め仕上げてくださった南々社編集部の皆様、本当に有り難うございました。

外科医、そして人間としての視点を高め、視野を広げてくれた亡妻・土肥多佳子さん、個性豊かな3人の子ども達、やんちゃな孫たちに深愛・深謝です。

2020年12月

「今この瞬間が過去、未来、そして来世を創る」　土肥 雪彦 拝

【参考文献】

・アーヴィン・ラズロ著『叡知の海・宇宙——物質・生命・意識の統合理論をもとめて』、日本教文社、2005 年
・榎木孝明著『30 日間、食べることやめてみました「不食」という名の旅』、マキノ出版、2015 年
・ダライ・ラマ著『「死の謎」を説く』、角川ソフィア文庫、2008 年
・ディーパック・チョプラ著『宇宙のパワーと自由にアクセスする方法』、フォレスト出版、2014 年
・村上 龍 著、山岸 隆著『「超能力」から「能力」へ——宇宙的な未知の力を身近なソフトウェアに』、講談社文庫、1997 年
・望月俊孝著『超カンタン癒しの手』、たま出版、2001 年
・森美智代著『「食べること、やめました」1日青汁1杯だけで元気に 13 年』、マキノ出版、2008 年
・飯島敬一著・土肥雪彦監修『耳をひっぱるだけで超健康になる　―あらゆる不調が一瞬で消える「神門メソッド」』、フォレスト出版、2014 年
・飯島敬一著・土肥雪彦監修『やせる、健康になる、頭がよくなる「耳ひっぱり」』、マキノ出版、2014 年
・玉本珠代著、岸上幸司著、土肥雪彦監修『どんどん！ガンが消えていく 完全レシピ！心の在り方で免疫力3倍アップ』、天使のおうち出版、2014 年
・東城百合子著『薬草の自然療法 難病も自然療法と食養生で治そう』、池田書店、1988 年
・藤川徳美著『医師や薬に頼らない！すべての不調は自分で治せる』、方丈社、2019 年
・エイブラム・ホッファー著、アンドリュー・W・ソウル著『オーソモレキュラー医学入門』、論創社、2019 年
・溝口 徹著『最強の栄養療法「オーソモレキュラー」入門』、光文社新書、2018 年
・斎藤一人著『お金に愛される 315 の教え』、KK ロングセラーズ、2013 年
・ドロレス・クリーガー著『驚異の「手当て」ヒーリングエネルギーの実践的活用』、心交社、2009 年
・増永静人著『指圧』、医道の日本社、1974 年
・デール・ブレデセン著『アルツハイマー病　真実と終焉』、ソシム（株)、2018 年
・福田 稔著・安保 徹推薦『実践「免疫革命」　爪もみ療法』、講談社α新書、2004 年
・デビッド・A・シンクレア著、マシュー・D・ラプラント著『LIFESPAN（ライフスパン）老いなき世界』、東洋経済新報社、2020 年
・近藤真澄著『イヤーコーニング ゆらぐ炎の傍らで』、きれいねっと、2018 年
・鈴木郁子著『やさしい自律神経生理学——命を支える仕組み』、中外医学社、2015 年
・山下義一著『111 歳。やっぱり、めでたい』、南々社、2018 年

カバーデザイン：江口 修平
本文デザイン：スタジオギブ
本文 DTP：大原 剛　角屋 克博
イラスト：江口 修平
図版作成（49P）：岡本 善弘（アルフォンス）
編集協力：桂 寿美江　福重 可恵
編集：橋口 環

Profile
土肥 雪彦（どひ きよひこ）
外科医、広島大学名誉教授、県立広島病院名誉院長、医療法人あかね会土谷総合病院顧問、日本肝移植学会名誉会長、日本移植学会名誉会長、日本臨床外科学会名誉会員。
1960年、広島大学医学部卒業。広島大学医学部教授（第2外科学）、広島大学医学部付属病院長、日本肝移植研究会会長、県立広島病院長、中国労災病院長、医療法人あかね会土谷総合病院顧問などを歴任。2018年より医療法人あかね会介護老人保健施設シェスタ施設長。
あかね会阿品土谷病院オピニオン外来・医療相談外来、物忘れ相談外来も担当し、消化器がん術後、腎移植術後や透析患者さん，認知症の方たちのために「ベッドで出来るセルフケア・セルフヒーリング技法（土肥法）」の指導・普及活動にも尽力している。

1968年には日本有数の大規模透析センター（土谷総合病院血液透析センター）設立に参画、以後、中四国初の生体腎移植成功（1971年)、日本初のABO不適合成人生体右葉肝移植実施（1991年)。日本における透析医療・臓器移植医療の先駆的業績に対して中国文化賞（2006年）を授与されている。
補完代替医療にも関心を持ち、多くの先達から学び、医療現場でも活用している。

Facebook：https://www.facebook.com/kiyohiko.dohi
セカンドオピニオン・医療相談外来・物忘れ相談外来：
http://www.tsuchiya-hp.jp/ajina/department/cat/second/

自己治癒力を目覚めさせる
土肥メソッド

2021年1月15日　初版第1刷発行
2021年3月25日　初版第2刷発行

著　　者　土肥 雪彦
発 行 者　西元 俊典
発 行 所　有限会社 南々社
〒732-0048　広島市東区山根町27-2
TEL 082-261-8243　FAX 082-261-8647
印刷製本所　モリモト印刷 株式会社

ISBN978-4-86489-124-0